# 健康長寿
## 鍵は "フレイル" 〔虚弱〕予防

自分でできる3つのツボ

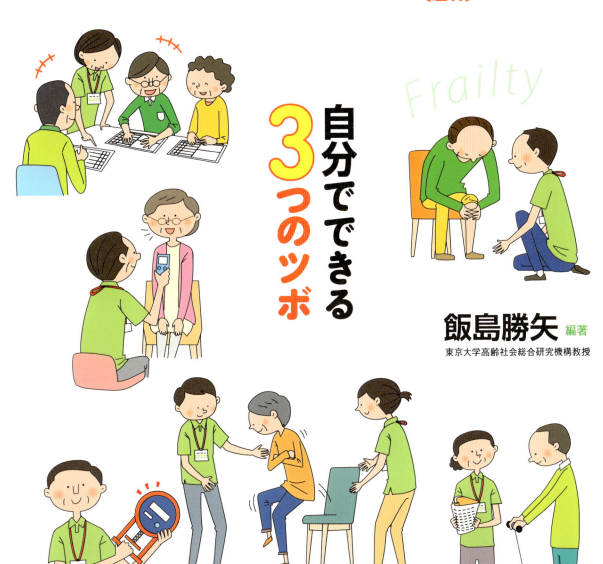

飯島勝矢 編著
東京大学高齢社会総合研究機構教授

クリエイツかもがわ

**プロローグ**　　005

・フレイル予防をより多くの市民に──神奈川県茅ケ崎市　　005

・区民の手で練り上げる新たなチャレンジ──東京都杉並区　　009

・小さな地域をめぐって広げる──和歌山県紀の川市　　012

# 第1章　「フレイル」の基礎知識──何をねらうのか　　015

## 1　新たな知見が裏づける社会参加の重要性

（1）文化活動や地域活動だけでもフレイル予防に有効　　016

（2）結束が強すぎる自治会にはフレイルが多い　　018

（3）フレイルは社会性の衰えから始まる　　019

## 2　国民意識を変えられるフレイル概念の新しい風

（1）私のフレイル予防研究の出発点　　021

（2）フレイル概念をどう理解するか──三つのキーワード　　022
　　　①中間地点／②リバーシビリティ／③多面的

（3）国家プロジェクトとして全国展開へ　　026

（4）フレイル対策はサルコペニア対策　　027

（5）健康寿命のための「三つの柱」──フレイル予防の"ツボどころ"　　028
　　　①背景──平均寿命と健康寿命／②フレイル・ドミノ対策：三位一体で継続的に

## 3　フレイル予防の「ツボどころ」

（1）サルコペニアの多面的な影響　　033

（2）BMIでは中身がわからない　　034

（3）タンパク質摂取の「絶対量不足」が引き起こす高齢者の新型栄養失調　　036

（4）メタボ予防からフレイル予防へ
　　　──カロリー摂取に関する考え方の「ギアチェンジ」　　038

（5）孤独は肥満より怖い──「同居家族がいても孤食」は高リスク　　039

## 4　フレイルチェックの魅力と二つの狙い

（1）大規模高齢者健康調査が明らかにしたもの　　040
　　　①指輪っかテスト／②新概念「オーラルフレイル」

（2）フレイルチェックとは　　045

（3）フレイルチェックの二つのねらい──自ら気づく場、元気シニアの活躍の場　　047

（4）専門職種につなぐ　048

（5）オーラルフレイル対策を歯科医師会・多職種協働の連携で　048

### 5　フレイル予防事業の広がりと今後を見据える方向性

（1）広がる自治体　050

（2）多面的な取り組みとして　051

（3）カギを握るサポーター養成　052

（4）サポーターを指導するトレーナー　054

（5）自治体ごとに工夫も：各自治体の腕くらべ　055

## 第2章　目からウロコ！参加した当事者たちの声　057

**1　参加市民**　　（1）行ってよかったフレイルチェック　058

　　　　　　　　（2）念願かなって太れたことが一番うれしい　060

**2　サポーター**　（1）サポーターも社会参加として　062

　　　　　　　　（2）市民から行政にフレイル導入を持ちかけた　064

　　　　　　　　（3）新しいことをみんなで作っていくのは、やりがいがある　066

**3　トレーナー**　（1）住民同士で取り組めるすぐれたシステム　068

　　　　　　　　（2）簡単なチェックと人の輪を広げる仕組みがすごい　070

**4　行政職員**　　（1）笑顔が見られる事業だから楽しい　072

　　　　　　　　（2）どう活かすかを見出す姿勢が生んだ最良の方策　074

## 第3章　ここまできたフレイル予防事業（各地からの報告）　077

**1　いつの間にかフレイル予防が実現できる街へ**（千葉県柏市）　078

**2　フレイル予防の全国展開をめざす先駆者の一翼として**（神奈川県茅ヶ崎市）　085

**3　フレイル予防を起爆剤にした新たな地域づくりへの挑戦**（西東京市）　092

**4　なぜか自然と健康長寿になれる街に**（東京都杉並区）　101

**5　既存事業とセットでまちづくりに活かす**（和歌山県紀の川市）　111

**6「誰もが住み続けられるまちづくり」につながるように**（福岡県飯塚市）　120

## 第4章　フレイルチェック実践ガイド　131

（1）フレイル予防事業導入の流れ　132

　①行政による事業実施の決定／②キックオフセミナー等の開催／
　③フレイルサポーターの養成／④フレイルチェックの実施

（2）フレイルトレーナー、フレイルサポーター養成　135

（3）フレイルチェックの実施　138

　①準備／②導入／③簡易チェック／④深掘りチェック（測定）／
　⑤「フレイル予防ハンドブック」の説明／⑥データ収集／⑦片付け、振り返り

（4）フレイルチェックの実施形態　142

　①定点型／②地域型／③アウトリーチ型／④その他

（5）行政担当者会議　145

　①柏市／②茅ケ崎市／③小田原市／④厚木市／⑤西東京市／⑥東京都杉並区

●自治体から東大への質問　151

## エピローグ　153

・フレイル予防の気運を高めるムーブメントを
・先駆的な自治体での取り組みを振り返る

●資料　フレイルチェック（簡易チェック）シート　159

# プロローグ
*Prologue*

　フレイル（第1章参照）という言葉の種がいま、全国に散らばっています。やがて各地で芽を出し、フレイル予防事業として大きく育っていくことが期待されています。一足早く若葉となり、事業を始めた自治体を訪ねました。

## フレイル予防をより多くの市民に

### 茅ヶ崎市（神奈川県）の場合

### これからは全国的にフレイルという言葉がキーワードになる

　「ぜひともフレイルという言葉を、今日は覚えて帰ってください」

　定員の200名を超える参加者を前に、飯島勝矢教授（東京大学高齢社会総合研究機構）の熱い声が響きます。2018（平成30）年1月のある日、神奈川県茅ヶ崎市の市役所コミュニティホール大集会室で、同市主催のフレイル予防講演会が開催されていました。

　茅ヶ崎市は2015（平成27）年、千葉県柏市に続いて全国で2番目にフレイル予防事業に取り組んだ、この分野では先駆的な自治体です。すでに3年の実績があり、市内全地区でフレイルチェックを実施しています。ボランティアで事業を支えるフレイルサポーターの人たちも「先駆者ですから」と胸を張ります。

　それだけにこの日も、5〜6割の参加者からフレイルを「知っている」と手が上がりました。飯島教授も「すごい！」と驚くほど。市役所内でも「理解が徐々に進んできました」と、同市企画経営課長寿社会推進担当の古賀正明さんも話します。

　もちろんまだ、フレイルサポーターが身近な人たちからも「フレイルって何？」と聞かれることがあるなど、市の隅々まで知れ渡っているとは言えません。そのため、より広く知ってもらうための今回の講演会の開催でした。

　「これからフレイルという言葉がキーワードになる、と歯科の先生から聞きました」という参加者も見られたほか、夫婦での参加などで男性の姿も目立ちました。

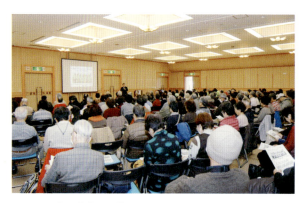
茅ヶ崎市で開催されたフレイル予防講演会

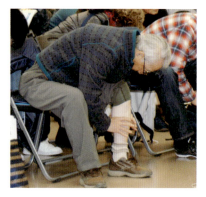
指輪っかテストをする参加者（茅ヶ崎市）

　講演会では飯島教授のリードで、指輪っかテスト（両手の親指と人差し指で作った輪でふくらはぎの太さを測るテスト）とイレブンチェック（11項目の簡易チェック）も実施されました。チェックシートの「ほぼ同じ年齢の同性と比較して、健康に気をつけた食事を心がけていますか」などの質問に答え、それぞれ青または赤のシールを貼っていきます。黄緑色のTシャツを着たフレイルサポーターが会場を回ってサポート。このときはちょっと賑やかです。

　「全国的には赤3枚にピークがあります。赤が6枚以上になるとフレイル、特にサルコペニア（筋肉の減少）のリスクが高まってくることが、我々の研究でわかっています。さらに赤が1枚ずつ増えていくと、リスクは2倍ずつ増えていきます。もちろん赤が多くても負けではありません。それを青にすべく自分の生活を改善していく。大きく変われるかどうかは、みなさん次第です」

　その上で飯島教授は、栄養・運動・社会参加という3要素を三位一体で、「どれ一つたりとも欠けず」に取り組む重要性を強調しました。

　「極端な話、たとえばカラオケ好きのおばあちゃんなら、毎日の散歩を無理強いするよりも、好きなカラオケにいっそう励んでもらうほうが効果的です。月1回の頻度を週1〜2回くらいにする。人数もさらに友達を誘って5人くらいにする。歌う曲数も増やせば、それだけ消費カロリーは大きい。終わったらファミレスで、ハンバーグ定食などを食べて3時間くらいしゃべる。それで『すごく楽しかった。来週も集まりたい』と思えれば、それでいいわけです。自分に合ったことを続けることが、私の打ち立てている三位一体のフレイル予防です」

　最後まで力の入った飯島教授の講演に、参加者からは「熱意が伝わってきました。フレイルチェックにも参加したいと思います」（75歳男性）、「やっぱり三位一体で継続することが一番だと思いました」（69歳女性）、「主人が亡くなって孤独になりつつありま

すが、自分自身で動かなきゃと思いました」(77歳女性) などの感想が聞かれました。

## 自分のためにもなるフレイルサポーター

　フレイル予防講演会の終了後、同じ会場で茅ヶ崎市のフレイルサポーター交流会が行われていました。同市のサポーターは30名以上の登録があり、この日はそのうちの13人が参加していました。

　それぞれの経験や意見がこもごも語られましたが、多くのサポーターから異口同音に聞かれたのは、「フレイルサポーターは自分のためになる」ということでした。

　「サポーター研修に参加して、いろいろ勉強できました。飯島先生の追っかけじゃないですけど、先生の講演があるたびに出かけています。いつも新しい情報があって勉強になり、自分の活動のなかでも活かせます」

　「自分の健康の現在値がわかって、それが数値化され、見える化されると、やはり意欲がわきます」

　「自分のために数値に気をつけることもあり、毎日に張り合いがあって楽しいです」

　「参加者とのやりとりのなかで、いろいろな考え方に触れることができ、勉強になります」

　またフレイルチェックの魅力について、次のような意見が聞かれました。

　「最初、会場に集まったときは表情も硬いけれど、帰るときには和やかで楽しそうです。すごくいいなと思います」

　「健康診断などに行くと、聞くのはダメなところばかりで、薬を飲みなさいとか、治療しなさいという話になります。でも、フレイルチェックは自分で気づくところ。がんばれば半年後にまた戻せるという目標ができるので、それはすごく楽しいと言われます」

　「私たちも、赤だからダメだとか、青だからいいではなく『これはあなたの通信簿だから、人と比べるんじゃなく

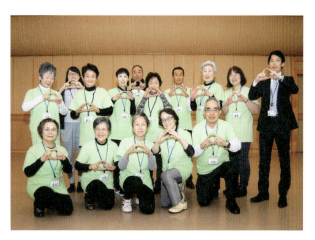

茅ヶ崎市のフレイルサポーターのみなさん

て自分自身と向き合いましょう』とお話しします。また、『次のフレイルチェックまでにこうしたほうがよいのではないか』などとアドバイスするなかで、プラス思考で帰っていただけます」

そのほか、厚木、西東京など他の自治体の事業立ち上げに応援へ行ったことも「楽しかった」と、茅ヶ崎の人たちには思い出深いようです。

## 楽しみにされている事業

同市でフレイル予防事業を担当する古賀さんは、これまで携わった業務のなかで高齢の人たちと触れ合う機会はほとんどなかったとのことです。

「フレイル予防事業に関わるなかで、こういうことが世の中で行われていると知りました。自分や家族が高齢者になったときのことも考えさせられました」

「フレイル予防を推進していくために庁内横断的なプロジェクトチームを組織しています。この事業を通じて、異なる部門が連携することにより、さまざまな相乗効果が生まれています」

「フレイルチェックを毎回楽しみにされている方が、たくさんいらっしゃいます。もっと多くの方にフレイルチェックを知っていただき、ご自身の健康に"気づく"きっかけになればと思います。市の事業でこういうことは初めてではないかと思います。実施してよかったと思います」

今後は専門職の関わりを強化しながらさらに事業を広げていきたい、と古賀さんは話しています。

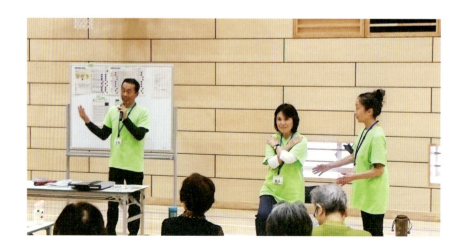

# 区民の手で練り上げる新たなチャレンジ

> 杉並区（東京都）の場合

## 題して「杉並チャレンジ！フレイル予防」

　東京都杉並区の北西部、青梅街道沿いにある西荻地域区民センターで2018（平成30）年1月のある日、「杉並チャレンジ！フレイル予防」と題したフレイルチェックイベントが開催されていました。

　同区は東京23区で最初、2017（平成29）年度からフレイル予防事業に取り組んでいます。10月に第1回のイベントを実施し、この日で3回目。会場は同センターの二つの集会室を2部屋続きで利用し、片方が主として導入や各種チェック用に、もう片方が各種測定用にあてられていました。

　参加したのは、男性3人を含む70代前半から80代半ばまでの11人。多くは区広報のほか、杉並保健所や「ケア24」と呼ばれる同区地域包括支援センターなどでの紹介によるものでした。

　背中に「杉並チャレンジ！フレイル予防」とある揃いの黄緑色のポロシャツを着たフレイルサポーターはこの日、フレイルトレーナーや事業を担当する同保健所の職員なども加えて総勢20余人。フレイルの説明やイレブンチェックの進行なども分担して行い、参加者の側にもついて、わからないことなどがあればサポートしていました。

　杉並区独自の工夫の一つに、測定による深掘りチェックに入る前の準備体操がありま

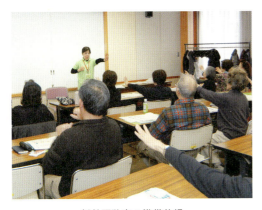
杉並区独自の準備体操

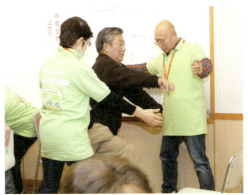
片足立ち上がり（杉並区）

す。高齢だからこそしっかり準備をして臨んでもらおうというもの。この日は約10分、じっくり体をほぐしました。

　同保健所を借りて15年ほど体操を続けているという参加者は「同じような体操もしたことがあります。そのおかげでいまを維持しているのかもしれません」と話していました。

　測定が始まると会場は賑やかになりました。参加者はチェックシートを持ち、「カカカ……」「タタタ……」などを声に出して5秒繰り返し、1秒あたりの発音回数を測定する滑舌測定、手足の筋肉量を測る体組成測定、座った椅子から片足で立ち上がる「片足立ち上がり」、握力測定、そして、ふくらはぎ周囲長測定の各コーナーを回ります。

　少なくない参加者にとって鬼門とも言えるのが、片足立ち上がりのようです。座っただけで「あ、私ダメ」とギブアップする人や、「相当自信があったけど、できなかった」という悔しそうな声も聞かれました。

　その後、質問紙による深掘りチェックと結果説明などが行われ、フレイルチェックイベントは2時間余りで終了しました。

　参加者からは次のような感想が聞かれました。

「健康に関するいろいろな情報が気になっていて、何でも聞いて勉強しようと思って、チラシを見て参加しました。来てよかったです。今回はなんとかできましたが、きっとこれからどんどん衰えていきますからね」　　　　　　　　　　　　　　　（74歳女性）

「民生・児童委員として地域の高齢者や子どもの見守りをしています。フレイルの予備群を地域で見つけ、リバーシブルで元に戻ってもらえるよう貢献したいと思って来ました。自分は毎日運動しているし、週2回の社交ダンスの運動量は半端なくすごいです」（71歳男性）

「片足立ち上がりだけ赤でした。自分たちだけだとダメだけど、周囲でこうやってみんなの様子を見ていると刺激されます。一般的なことだけど、それがなかなかできないから」　　　　　　　　　　　　　　　　　　　　　　　　　　　（73歳女性）

「自分で大分鍛えているつもりで、毎日5,000〜6,000歩は歩いているし、人からも『体力あるよ』って言われるからもうちょっといいと思ったけど、赤いのがちょっと多かった。もっと努力しなきゃいけない」　　　　　　　　　　　　　　（84歳男性）

　またこの日、初めて現場を訪れたという向山晴子杉並保健所長が、和やかなフレイルチェックの様子に「1年前は影も形もなかったんですよ」と、感慨深そうに話していました。

### 事後ミーティングで練り上げる

　イベント終了後、サポーターらが輪になって、事後の振り返りミーティングが行われていました。

　同区のサポーターは、イベントのほか月1回程度の「自主トレ」にも集まっています。欠席しても、資料はインターネットでダウンロードできるそうです。日程や参加できるイベント、担当するコーナーの調整などにはメーリングリストも活用されています。

　詳しい進行マニュアルもサポーター自身で作成しました。この日はマニュアルの最初の実践日でもあったため、細かな点も含めて活発な意見交換が行われていました。たとえば──。

　「(研究提出用の) IDや氏名を書くときに右寄せか左寄せか、きちんと決めておいたほうがいいですね。漢字も右寄せと言われると難しい。漢字は左寄せですよね」

　「そのほうが書きやすいと思います」

　「じゃあ両方とも左寄せでいきましょう」

　するとこれを機に、話がさらに広がりました。

　「席についたら書いてもらうということでいいですか？」

　「これまでは受付で書いてもらっていましたが、今日は席で書いてもらいました。そのほうが流れ的によかったと思います」

　「じゃあ、受付時に『席で書いてください』と促すよう、受付の役割に入れますか？」

　「受付が1人だと、ちょっと難しいかと……」

　「参加者が席についた時点でサポーターにも入ってもらって、書類の確認や記入の促し、タイツをはいているか、はいていないかの確認などもすれば、受付は楽なのでは？」

　「IDにしても、どこにあるのか説明しないと……」

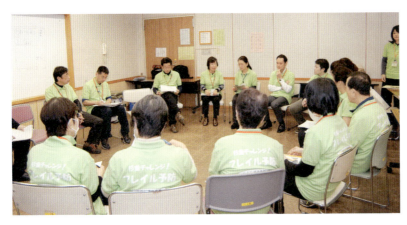

事後の振り返り
ミーティング
(杉並区)

「白板に書いておいてもらったらどうですか？　サポーターも何をすべきか明確だし、口だけだと忘れちゃうと思うんですよ」

「模造紙などで作っておくといいですね」

「なくても書けばいい話だと思うんですよ」

「では、前に張るなり書くなりして促しながら、サポーターがフォローしていくということにしましょう」

こうした議論を経て、より合理的でふさわしい動きに練り上がっていきます。コーナーごとに検討が進み、終わったときには1時間以上が過ぎていました。

歯科医師でもある同保健所の椎名惠子地域保健・医療連携担当課長は、次のように話しています。

「介護予防というとイメージが暗いですが、フレイル予防は言葉も明るいし、ちょっとがんばれば戻れる、そこが魅力ですね。やってみないとわからないことはたくさんありますが、あまり考え過ぎないで、やってみてもいいと思います。行政はそういうやり方が得意じゃありませんが、区民のみなさんもぜひ気軽に参加してくださるとありがたいと思います」

# 小さな地域をめぐって広げる

> 紀の川市
> （和歌山県）
> の場合

## 「きょういく」と「きょうよう」が大事です

JR和歌山駅から和歌山線で東へ30分ほどの打田駅で下車すると、北へ歩いて10分ほどのところに紀の川市役所があります。同市は2005（平成17）年に5町が合併して誕生しました。

2018（平成30）年1月のある日の昼下がり、ガラス張りの庁舎1階のロビーに7人ほどの市民が集まってきました。この日行われるフレイルチェックのサポーターです。やがて同市高齢介護課の田村隆明さん（35）が、何やら大きな荷物を肩から提げて現れました。すぐに田村さん運転のワゴン車に乗り込み、現地に向かいます。

2017（平成29）年度から始めた同市のフレイルチェックの多くは、「紀の川　歩　体操」

と呼ばれる同市オリジナルの健康体操の取り組みとセットで行われています。しかも10月から週1回程度と、高頻度で各地域をめぐっています。各会場は小さな集会所などのため駐車スペース等の都合もあり、近くの人以外は広い駐車場のある市役所に集まって移動しているのです。

　20分ほどで到着。現地集合のサポーターらとも合流しました。お寺の境内にあるその集会所は、10畳と7.5畳の2部屋に4.5畳ほどの台所、それに玄関とトイレというこぢんまりとした建物です。ここで毎週月曜日の午後、近所の高齢者が集まって「紀の川 歩(てくてく)体操」が行われているそうです。この日はその評価の日で時間的に余裕があり、フレイルチェックも実施したということでした。

　田村さんが持って来た荷物は紙芝居でした。同市フレイルサポーター連絡会の紙芝居部会のメンバーが絵画面を作成し、同連絡会の畠中美文(よしふみ)会長（66）が、特技の木工技術を活かしてフレームなどを作ったそうです。

　その畠中会長が紙芝居を使って説明を始めました。この日の参加者は9人。たまたま田村さんの地元らしく、参加者は「孫みたいなもんや」と屈託もありません。

　健康長寿のために三つの柱があるとして栄養、運動について説明していった畠中さんの話が、社会参加にさしかかりました。

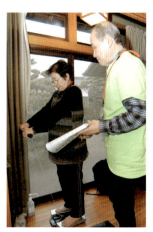

体組成計での測定（紀の川市）

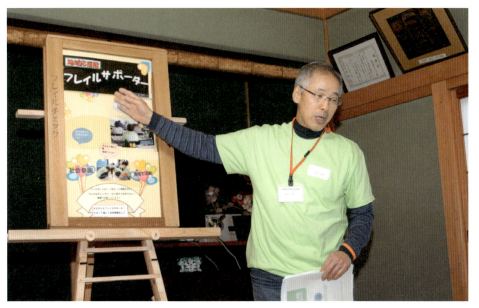

紙芝居を使って説明（紀の川市）

「もう一つ、社会参加が大事です。我々が言っているのは『きょういく』『きょうよう』が大事やと……。勉強の教育や教養やないですよ。『今日行くところがある』という『きょういく』と、『今日用がある』という『きょうよう』です。こういう社会参加を自分で考えていったらええということです」

つい頬が緩み、会場の空気も和みます。その後、指輪っかテスト、イレブンチェックと進み、さらに測定による深掘りチェックになると、体操の評価項目も加わって、狭い会場は一時ごった返しました。最後の結果説明の頃には、話を聞く参加者の笑顔が印象的でした。

世話役の78歳の男性は「意外と弱っているのがわかりました。片足立ち上がりで、立てるのは立てましたが、ふらつきました」と話します。毎週の体操にも効果を実感しているそうで、これからも続けていきたいと話していました。

この日のフレイルサポーターは結局12人。うち半数の6人が男性と、男性比率の高さも目を引きました。誘われてサポーターになるまで、フレイルという言葉は知らなかったというある男性は、次のように話していました。

「自分自身にとっても大事なことですが、なかなか自分ではわかりません。フレイルチェックで自分がいまどんな状態か、どこを気にするべきかがわかりますから、いいことだと思います」

こうして紀の川市でも、「フレイルサポーターは自分のためになる」という声がよく聞かれました。

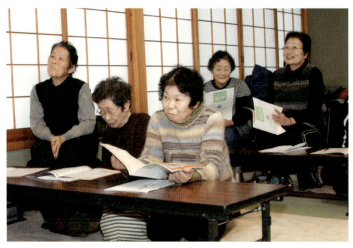

結果説明に笑顔が（紀の川市）

文中の肩書きは取材時。第3章に茅ヶ崎市、杉並区、紀の川市の詳細報告があります。

# 第1章

「フレイル」の基礎知識
——何をねらうのか

日本老年医学会は2014（平成26）年、国民の予防意識を高めるために「フレイル」という概念を提唱しました。これは虚弱の英語表現「frailty」からとった言葉で、ひとことで言えば「健康と要介護状態の間の弱っている状態」です。高齢者の多くはこの中間的な段階を経て要介護状態に至ると言われています。

これに先立つ2012（平成24）年から、私たちのフレイル予防研究チームは千葉県柏市で2,000人規模の大規模健康調査（柏スタディー）に取り組んできました。その結果を踏まえて2015（平成27）年からは、同市内の地域ごとの高齢者サロンなどで「市民サポーター主導型健康増進プログラム（通称フレイルチェック）」を展開してきました。

このプログラムは現在、神奈川県茅ヶ崎市、東京都西東京市をはじめ福井県、和歌山県、福岡県などの20の自治体で取り組まれる事業となりました。予定、検討中の自治体も27あり、今後さらに広がる勢いを示しています（2018年3月31日現在）。

また併行して、同じく柏市で50,000人規模の大規模高齢者コホート研究（悉皆調査）も展開しています。これらの研究にもとづくエビデンス蓄積を通していま、社会参加などの地域活動の重要性が改めてクローズアップされてきています。

本章ではこうした新たなエビデンスを随所に紹介しながら、フレイルの基礎知識について解説します。

*Frail* **1**

# 新たな知見が裏づける
# 社会参加の重要性

## 1 文化活動や地域活動だけでも フレイル予防に有効

ショッキングなデータがあります。

図1は、私が千葉県柏市で行っている大規模高齢者コホート研究に関連して同時並行で進めているデータベースから解析したフレイルリスク（フレイルになっているリスク）のグラフです。母数は約5万人、ほとんどの人が自立している高齢者のデータです。

自立の人たちですから当然、いろいろな活動をしています。そこから身体活動、文化活動、地域活動の三つを抜粋し、その有無で八つのグループに分けました。身体活動は、毎日1万歩歩いている、週末にスポーツジムに行く、定期的に運動教室に行くなど主に

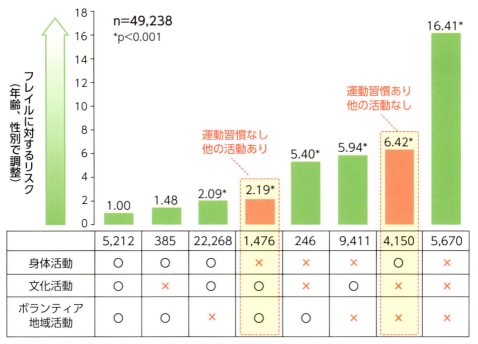

出典：吉澤裕世、田中友規、飯島勝矢、2017年　日本老年医学会発表、論文準備中

**図1　さまざまな活動の複数実施とフレイルへのリスク**

運動的な活動です。文化活動は囲碁・将棋などをはじめ、足腰はあまり動かしていないけれども「頭を使っています」という活動です。地域活動はボランティアその他の社会性のある活動です。

　まずわかりやすいのは両端です。右端のオール「×」は、左端のオール「○」に比べてフレイルになるリスクが16倍高いことがわかります。市民講座などで紹介すると「えっ、16倍？」などとどよめきが起こります。

　注目すべきは、左から四つ目と右から二つ目の赤い点線で囲んだ二つです。左側は「運動はまったくしていません。だけど、文化活動やボランティア・地域活動でいつも忙しい」という人です。一方右側は、「毎日1万歩歩くなど運動は毎日しています。だけど他の二つはやっていません」という人です。すると意外にも、運動習慣のある人のほうがフレイルのリスクが高かったのです。

　これにはデリケートな解釈が必要です。まず、このデータから「もはや運動は関係がないから、やめてください」とは言えません。やはり、運動が健康に資するのは明らかだからです。図1でも、右端のオール「×」に比べて右から2番目は、運動するだけでリスクが約4割に激減しています。

運動は継続してこそ意味がありますが、継続的に運動している人は10人に1人もいないと言われています。そして継続的にできる人は、すでに若い頃から運動を続けています。その運動をやめる必要はありません。それに加えて他の文化活動などにも取り組むとより有効、ということです。

一方、文化活動と地域活動だけでいわゆる運動習慣がない人も、決して悲観する必要はないということです。極端に言えば、運動をしたくなければしなくてもよい。万歩計をつけたりスポーツジムに通ったりしなくても、囲碁・将棋やカラオケの回数を増やし、そこで友達になった人とボランティアをしたり健康づくり推進委員に手をあげたりする。それでいいではないか、ということを示しているのです。

もしかしたら、中途半端な運動習慣をもっている人より、文化活動や地域活動で「毎日忙しい」人たちのほうが歩数は多いかもしれません。実はそういう人ほど「すいません私、運動は全然できてないんですよ」と、心苦しそうな表情を見せることが少なくありません。それはこれまでずっと「健康のためには運動」と言われてきたからです。

## 2　結束が強すぎる自治会にはフレイルが多い

図2は、全国に無数にある自治会・町内会などの集団を、大きく二つのパターンに分けたものです。

右のパターンは「結束型ソーシャルキャピタル」です。簡単に言えば「この自治会はオレたちがつくってきた。これからもオレたちが守っていく」というような、結束力があまりにも固くて周りの人がなかなか入って来ない、あるいは「お前たちはまだ新参者だ」などと言う、いわゆる"うるさ方"がいるような集団です。一方左のパターンは「友達の友達は友達」というようなオープン型です。

これらの集団を見ていくと、結束の強い地域は結果的にフレイルが多く、オープン型の地域にはフレイルが比較的少ない、ということがわかってきました。そこでさらに、より詳しい状況をつかむべく細かなヒアリング調査を進めているところです。こういう自治会のあり方も、新しい切り口としてわかってきました。

| 地域活動への参加者が多い<br>【フレイルの人が少ない】 | 地域活動への参加者が少ない<br>【フレイルの人が多い】 |
|---|---|
| ・地域サロンの参加者はリピーターが多いが、新規参加者も入ってきている<br>・サロン以外の地域全体でのイベントや行事が頻繁に開催され、イベントや行事には全町会が参加している<br>・関係者を巻き込むのが上手で協力者がどんどん増えていく<br>・行事に関しては、さまざまな年代が参加しにぎわっている子どもから高齢者までさまざま | ・一部の地域は元気で団結力がある<br>・しかし、地域サロンの参加者はリピーターで多く占められており、新規参加者を増やすためにはどうしたらいいのだろうかと悩んでいる<br>・リピーターが多いので、新しい人は入りづらい雰囲気があるみたいです |

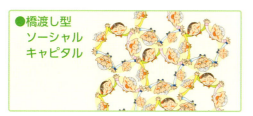
●橋渡し型ソーシャルキャピタル

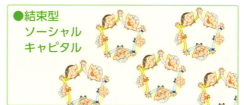
●結束型ソーシャルキャピタル

図2　ソーシャルキャピタルから見た地域の差：地域でのヒアリングより

## 3　フレイルは社会性の衰えから始まる

　フレイルには身体的フレイルだけでなく、心理的フレイル、社会的フレイルがあり、それらが相互に影響しています。

　そこから「健康長寿のための三つの柱」として「栄養（食・口腔機能）」「身体活動（運動など）」「社会参加（就労、余暇活動、ボランティアなど）」を「三位一体」で取り組むことを提唱してきました。ひとことで言えば「しっかり噛んでしっかり食べ、しっかり動く、そして社会性を高く保つ」ということです。

　もともと「虚弱」という言葉に体の衰え、身体的フレイルのイメージが強かったため、「スクワットをやって体を鍛えましょう」「毎日もう2000歩歩いてください」「できればスポーツジムなどに行って定期的に運動しましょう」など、運動面を中心にアドバイスされることがよくあります。

　もちろん、それらは間違ったことではありません。しかし、そういうことを聞いて「そうか、なるほど」と思って歩き始める人は、もうこの世にはいないのではないかと思います。それほどに、運動が健康に資するのは国民の常識になっているからです。

　つまり、誰もが知っている常識をくどくど言っても意識変容、行動変容は起こらない

## ほぼ同じ年齢にもかかわらず、なぜここまで違う？
─多面的なフレイルへの包括的な評価が必要─

| 【事例A】　74歳女性 | 【事例B】　73歳女性 |
|---|---|
| 【調査開始時】BMI 25、介護認定なし、専業主婦<br>基礎疾患（糖尿病、70歳から管理中）<br>身体的にすべてに問題なし：<br>手段的ADL、うつ傾向、サルコペニアも含めた<br>身体的フレイル、オーラルフレイル<br>夫と同居、基本チェックリスト（2点）、認知機能<br>OK（MMSE 30点）<br>ほとんど毎日食べる食品：<br>★肉、魚、大豆、卵、乳製品、野菜、果物<br>歯磨き回数：1日2回 | 【調査開始時】BMI 22、介護認定なし、事務職経験<br>基礎疾患（高血圧、70歳から管理中）<br>身体的にすべてに問題なし：<br>手段的ADL、うつ傾向、サルコペニアも含めた<br>身体的フレイルやオーラルフレイル<br>夫と兄弟姉妹の計2名と同居、基本チェックリス<br>ト（5点）、認知機能OK（MMSE 29点）<br>ほとんど毎日食べる食品：<br>魚、乳製品、野菜、果物<br>歯磨き回数：1日3回 |
| ★社会的フレイル「なし」<br>【外出頻度】：週に3回のサークル、学習や教養の<br>サークル、その他の趣味で4〜6回外出している。<br>ほぼ毎日友人に会う。健康スポーツのサークルに<br>所属。活動頻度は週に2〜3回、趣味やスポーツ<br>の活動は主に誰かと一緒に行う。若い世代に会う<br>機会が多い<br>【運動習慣】：1回60分くらいの軽めの運動を、週<br>に4回している | ★社会的フレイル「あり」<br>【外出頻度】：週に1〜3回外出している、友人に<br>会う機会は年に数回、趣味のサークルには入って<br>いるがほとんど活動はない。若い世代に会う機会<br>はほとんどない<br>【運動習慣】：特になし。座っている時間がかなり<br>多い |
| 【追跡2年後の変化】<br>主な変化なし、転倒なし | 【追跡2年後の変化】<br>身体的フレイル新規発症（歩行速度の顕著な低下）<br>プレサルコペニア（四肢骨格筋量の低下）<br>筋力低下（握力：21kg→18kg） |

図3　私たちの大規模高齢者コホート研究におけるある2人の対象者：同世代の事例比較

わけです。その変容を起こすには、もっと突っ込んだ「ツボどころ」が必要です。

　その「ツボどころ」として注目しているのがこれらの新しい知見、特に社会的フレイルです。三つのフレイルがオーバーラップしていること、これらが負のスパイラルのように歯車状につながり合っていること、そして社会とのつながりを失うことがフレイルの入り口であることなどはいずれも従来から指摘していましたが、それらが新たなデータで改めて裏づけられてきているのです。

　柏スタディでも4〜5年追跡すると、筋肉量など身体面が衰えない人たちと、階段状にガクガクと衰えていく人たちという、二つのグループに大別されていきます。衰えていく下げ幅は、急峻な人もいれば緩やかな人もいます。いわゆる脳卒中やがんなどの大病を患うとガクッと下がります。これは残念ながら仕方がない面があります。

　しかし、そこまで大病をしていないにもかかわらず、やはり衰えてくる人がいます。それを紐解いていくと、結果として「社会的」というところに行かざるを得ません（図3）。ですから、この歯車の一番上流が社会的フレイルになります。

　いま改めてこの「社会性」に注目しているところです。

*Frail* **2**

# 国民意識を変えられる
# フレイル概念の新しい風

## 1 私のフレイル予防研究の出発点

　私がフレイル研究を始めるきっかけになった原点的なデータがあります（図4）。人口数十万人の首都圏近郊の市で約20地域の圏域に分かれていますが、そこのよく似た二つの地域です。いずれもベッドタウンで街並みも似ています。クリニックの数も同じで、市民病院など大きな病院へのアクセス条件も同じです。高齢者も両方とも900人くらいずつ、高齢化率も45〜50％です。

　けれども、要介護認定率はA地域が10％程度、B地域は24〜25％と大きな違いがありました。もちろん、いわば地域の元気度を要介護認定率だけで比較するのは少々乱暴かもしれませんが、一つの物差しであることは間違いありません。

**同一の市内でもこれだけ違う**
**Q)この違いが出るのは何故？**

| 地　　域 | 高齢者人口 | 高齢化率 | 介護認定率 |
|---|---|---|---|
| A地域 | 895人 | 50.1% | 10.3% |
| B地域 | 953人 | 45.3% | 24.5% |

図4　地域の元気度比較

　何がこの差を分けるのか――。

　結局、人々の元気度は医療面だけで決まっているのではない、ということです。もっと違う処方箋がある。特にA地域に出まわっている見えない処方箋は何なのか。それを探るのが研究の出発点でした。

　そして次第に見えてきたのは「地域力」です。そこには、先にも触れた自治会の結束

の固さ、オープンさ、あるいは自治体行政の見える化ができているかどうかなど、いろいろなことが絡まっていると思われます。

　実はこの二つの地域でも、後にフレイルチェックを行っています。フレイルチェックでは、持ち帰り用と提出用に結果を記入し、提出用を切り離して提出します。それが終わればほとんどの人たちは「次は半年後ですね。またがんばって来ます」と帰ってしまいます。ところが要介護認定率が低かったＡ地域で参加した高齢者たちからは、帰り際に思わぬ要望を聞きました。

　「提出前に私たち自身で、このデータをまとめてもいいですか？」

　もちろん初めてのことでした。すごいところです。なるほどこの違いなのか、と思ったものです。そして、そのような「地域力」を育てる処方箋とはどういうものか、ますます興味を駆り立てられました。

## 2　フレイル概念をどう理解するのか
### ——三つのキーワード

　図5の三角形のスロープは、剛健（健康）な状態から最終的には死に至るいわば「老いの坂道」です。フレイル概念をわかりやすく理解するために、この図を使って①中間地点、②リバーシビリティ、③多面的という三つのキーワードで解説します。

### 1　中間地点

　まず一つ目の中間地点は、何でも自分でできる自立の状態と、いわゆる要介護状態の、ちょうど中間ということです。すなわち健康ではない、けれども要介護でもない、その中間地点です。当然、あるとき突然なるものではありません。グラデーションで、ジワジワとなっていきます。

　これはすごくフワッとした言い方で、医学的ではありません。それはこの言葉を、医師や保健師、介護スタッフなど専門職種のためではなく、国民に理解してもらうためにつくったからです。

　突然死しない限り、私たちはこのスロープを下りていきます。人によってスロープが急峻だったり緩やかだったりという違いはあるでしょう。あるいは病気などで入院してデコボコすることもあると思います。80代でも剛健な人はいますから、出発点も人そ

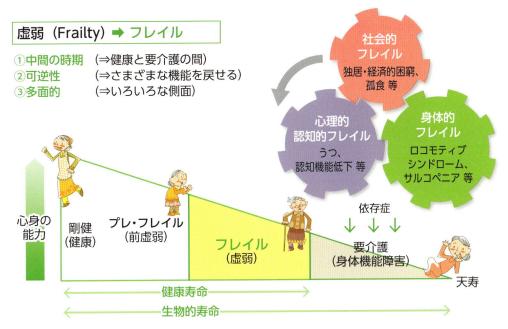

図5　フレイルの概念

れぞれです。いずれにせよ、その中間地点がフレイルという状態です。

## 2　リバーシビリティ

　二つ目のリバーシビリティは可逆性、すなわち戻れるということです。フレイルは、大なり小なりがんばれば戻せる余力をまだもっている時期ということです。

　たとえばスロープの右端、要介護状態で余命いくばくかという状態に至ると、残念ながらもはや左側に戻ることは難しくなります。もちろん私たち医療や介護の関係者は、どんな状態でも最大限の努力を続けますが、現実問題として戻るのは難しい段階です。

　その左隣のフレイルの段階は、おおむね要支援1、2～要介護1、2のイメージです。この段階では、がんばれば少し、左隣のプレ・フレイルの段階に戻ることができます。けれどもさらに左の健康な段階にまで戻ることは難しいかもしれません。さらに左のプレ・フレイルの段階であればあるほど、健康な段階に戻れる幅はより広がります。

　このプレ・フレイルは、生活には困っていないけれども「言われてみれば……」というような些細な衰えの段階です。たとえば、夕飯のときに味噌汁でむせた。

　「あんた最近、妙にむせるわね」

「だってオレ、もう68だぜ」

こんな夫婦の会話は日常茶飯事だと思いますが、このようなごく些細な衰えのイメージです。

結局、少しでも早く気づいて、いわゆる「自分事」としてアクションに移すほうが、戻せるボリュームは大きいということです。しかも、戻せるか戻せないかは自分次第です。目の前の健康情報を取り入れようとするのかどうか。今日の夕方からがんばろうと思えるのか、まあ来週くらいからと思うのか。継続できるかどうか──。これらはすべて自分次第。医師や医療専門職種や行政はサポートをするだけなのです。

もちろん、誰も自分で意図的にこうなるわけではなく、いろいろな病気などの影響によるわけですから、それらによっても段階によってもアプローチの方法は違ってきます。

戻るためには、しかるべき適切な介入が必要です。専門職種から見ると、それは市民に向けての介護予防事業などによる介入です。市民にとっては、しかるべき適切な継続性のある努力です。それは「今日から水泳教室だ」という努力でもいいし、「オレは運動がきらいだ。でも囲碁・将棋の回数が増えている」というのでもいい。カラオケ好きのおばあちゃんが、カラオケの回数が増えて友達も増えた。それもOKです。

こうして、いわゆる予備能力や残存機能があり、健康な状態に少しでも戻る段階をフレイルと呼ぶことにしたのです。

## 3 多面的

三つ目の多面的というのは、一口にフレイルといってもさまざまで、多岐にわたりかつ相互に影響していることを表しています。

若い人たちに「虚弱」についてのイメージを聞くと、腰が曲がって杖歩行で、駅などの階段を手すりにつかまって「ヨッコイショ」と昇っている高齢者の姿でした。あながち間違いではありませんし、これまで「虚弱」と言えばこうした姿が代名詞でした。

しかし、これらは身体の衰え、すなわち身体的フレイルです。フレイルはこれだけでなく、先にも触れた精神心理の虚弱すなわち心理的フレイルと、社会性の虚弱すなわち社会的フレイルがあります。

たとえば、首から下は筋肉がしっかりしているにもかかわらず、人づきあいが狭くなってしまったとか、以前は2～3キロ先まで買い物などに行っていたのに生活空間がごく近所だけになってきたとします。この場合、人づきあいや出かけることがおっくうになったり面倒になったりするのは心理的フレイルで、社会的つながりが減っていくの

## ① 大規模高齢者長期縦断追跡コホート研究【柏スタディ】

【目的】
- 「プレフレイル〜フレイルの兆候」のエビデンス化
- エビデンスからの簡易評価法の開発と科学的検証

【対象】
- 地域在住自立高齢者（無作為抽出：H24〜）

【包括的データ収集】
- 身体計測、運動機能、口腔機能、認知機能、心理社会面、血液データ等

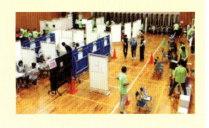

【悉皆調査】地域診断
- 50,000人データベース
- 基本チェックリスト、身体活動 他

【エビデンス】
三位一体の重要性
（食／口腔・運動・社会参加）

【アクションリサーチ】
エビデンスを地域へフィードバック
産官学民を巻き込む

## ② 市民主体（フレイルサポーター）によるフレイル予防活動へ
【栄養・運動・社会参加の包括的フレイルチェック事業】

自治体との協働による
フレイルサポーター養成
（元気高齢者で構成）

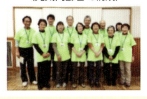

栄養（食・口腔機能）・運動・
社会参加の包括的フレイルチェック
（些細な衰えに対する早期の気づき・自分事化）

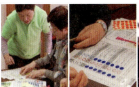
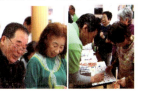

## ③ フレイルチェック事業の全国展開へ

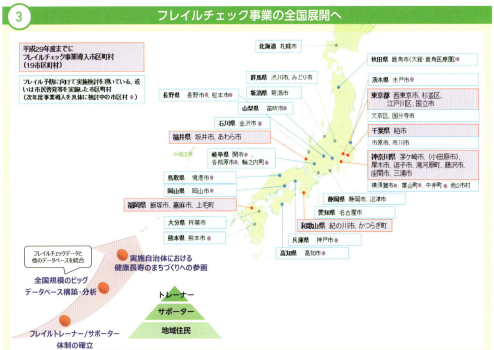

図6　フレイル予防を通した健康長寿のまちづくり

は社会的フレイルと言えます。

　この社会的フレイルを軽く見ていると、たとえば太ももが数年間で細くなってしまいます。こうして図5の赤い歯車をスタート地点として負の歯車が回り始め、あっという間に身体的衰えに至ってしまうのです。

　他にも、口の周りの些細な衰えをオーラルフレイルと呼び、介護場面では認知機能の衰えをコブニティブ・フレイルと呼んでいます。

　このようにフレイルが多面的であるがゆえに、先に触れたしかるべき継続性の努力も多面的になります。したがって、人それぞれ「気づき」のスイッチも違ってきます。


# 3　国家プロジェクトとして全国展開へ

　フレイル研究は3段階で進めてきました（前頁・図6）。

　第1段階はコホート研究です。これはいまも続けています。そこから1人あたり250項目にもおよぶ精緻なデータを集めて、細かなエビデンスを生み出しています。対象は自立した高齢者たちです。無作為抽出して、いろいろと出てくる些細な衰えを追跡しています。どういう些細な衰えがどのように絡み合い、筋力・筋肉がどのように弱り、最終的にどのように自立度が落ちていくのか、その過程をつぶさに把握していっています。

　そして、高齢者市民同士でワイワイできるフレイルチェックを作ったのが第2段階です。それは、杖歩行や車いすでやっと動けるという高齢者ではなく、まだ元気で「オレはまだ自信あるよ。些細な衰えは多少あるだろうけど、全然困ってない」という人が対象です。その人たちに「えっ、オレでも赤信号が四つもあるのか。マジかよ……」と驚いてほしいのです。それが意識を変えるきっかけだと思うからです。

　市民同士のフレイルチェックですから、あまり医学的・専門的な視点が入ってしまうと難しくなってしまいます。専門家は加わらず、見た目はワイワイ楽しいイベントだけれども、そこのすべてに医学的な裏づけがある、そういうものとして作りました。

　このプログラムの実践モデルをここ2、3年でつくってきました。それが千葉県柏市や神奈川県茅ヶ崎市などでの先駆的取り組みです。いまは第3段階、広域展開へと取り組みを進めています。前ページの地図にあるようにフレイル予防事業は、検討中を含めて全国51の自治体に広がっています。

　そんななか、私は政府の推し進める「一億総活躍国民会議」に有識者民間議員として参加していますが、2016（平成28）年に閣議決定された「ニッポン一億総活躍プラン」に、

フレイル予防が位置づけられました。いまやフレイル予防は国家プロジェクトの一つです。

■ニッポン一億総活躍プラン（平成28年6月2日閣議決定より抜粋）
　高齢者のフレイル（虚弱）段階での進行防止（フレイル対策）のため、地域における介護予防の取組を推進するとともに、専門職による栄養、口腔、服薬などの支援を実施する（2016年度より）。また、フレイルの前段階（プレフレイル）からの予防対策として、虚弱な高齢者でも容易に参加できる、身近な場での住民主体による運動活動や会食その他の多様な社会参加の機会を拡大する。あわせて、後期高齢者医療における保健事業の在り方を検討し、事業の効果検証を行った上でガイドラインを作成し、2018年度からフレイル対策の全国展開を図る。

## 4　フレイル対策はサルコペニア対策

　サルコペニアとは、筋肉を意味する「サルコ」と減少を意味する「ペニア」の造語で、筋肉減弱症のことです(図7)。フレイル予防で、このサルコペニアを避けては通れません。それは、フレイルの最大の要因がサルコペニアであると言われているからです。

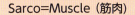

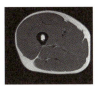
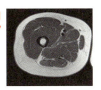
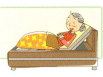
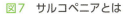

〔診断基準〕
1. 低筋肉量　……四肢の筋肉量
2. 低筋力　　……握力
3. 低身体能力……通常の歩行速度

●廃用（不活発）は思っている以上に筋力を弱らせる
「2週間」の寝たきりの生活 ➡ 実に7年分の筋肉を失う

出典：東京大学　高齢社会総合研究機構　飯島勝矢作図

図7　サルコペニアとは

もともとヨーロッパが基準を出していましたが、日本人を含むアジア人にはうまく適合しませんでした。そこで日本がリードして台湾も入り、アジア諸国でワーキンググループが作られて、すでにアジア基準が作られています。

その基準にもとづき、手足の筋肉量を測り、パワーをどれだけ出せるのかを握力で代用して測り、そのパフォーマンスを見るために歩行速度を測る、という3点セットでサルコペニアか否かを判別します。

たとえば訪問看護を利用して在宅療養、寝たきりで痩せて筋肉もトロトロという人は、超シビアサルコペニアです。最低限の栄養は必要ですが、残念ながら戻すことは難しい状態です。

これに対してフレイルは、マイルドなサルコペニアです。たとえば「オレは陸上部でもともと太ももがムチムチだったのに、60歳になって少し細くなってきた」など、誰もが感じるようなイメージです。これはまだ、がんばればある程度は戻せます。

筋肉はいろいろな理由で衰えていきます。そしてサルコペニアは、要介護の入り口となっていきます。ですから、フレイル予防にはサルコペニア対策が欠かせないのです。

フレイルチェックも、このサルコペニアを意識して作ってあります。大規模調査で長年かけて熟成されてきた学術、医学的な知見をここに盛り込んであるわけです。

## 5 健康寿命のための「三つの柱」
### ── フレイル予防の "ツボどころ"

身体的フレイル、心理的フレイル、社会的フレイルという多面的なフレイルを予防するためには、結局次の三つの柱に行き着きます。すなわち、**栄養（食、口腔機能）、運動（身体活動、運動など）、社会参加（趣味・ボランティア・就労など）**という三つです。これを「健康長寿のための三つの柱」として、三位一体で取り組むことを推奨しています。三位一体とは、どれ一つとして欠けてはならないということです（図8）。

### 1 背景── 平均寿命と健康寿命

図9は平均寿命と健康寿命を示したグラフです。日本人の平均寿命はいま、男女とも80歳を超えています。健康寿命とは、元気に自立して日常生活を送ることができる期間です。この平均寿命と健康寿命の差が要介護期間に該当し、男性で約9年、女性では

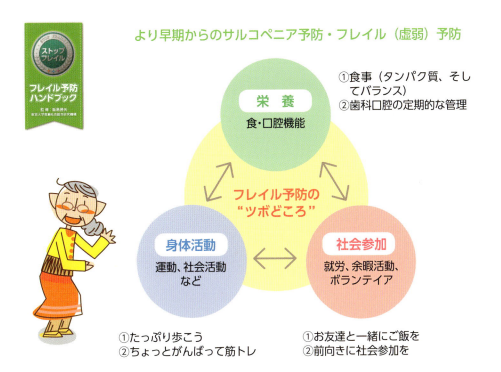

図8　健康長寿のための「三つの柱」

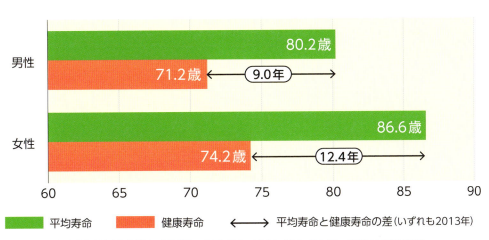

図9　平均寿命と健康寿命

約12年あります。

　健康長寿とはつまり、この健康寿命を延ばすことです。健康寿命が延びることで要介護期間が減れば、高齢者自身はもちろん家族にとっても望ましく、さらに医療経済的にもよい効果をおよぼすものと期待しています。

　もちろん医学は不断に進歩していますから、平均寿命は今後も延びていくでしょう。実際に近年、平均寿命と健康寿命はほとんど同じ差を維持して推移しています。したがって、健康寿命が延びればただちに要介護期間が短くなるとは言い切れません。それでもフレイル予防が広がることで、少しでも健康長寿に寄与できればと考えています。

## 栄　　養

　栄養は、特に食事と口腔機能の維持が重要です。

　高齢になると、食欲が低下したり簡単な食事ですませたりすることで、栄養が不足しがちになります。主食、副菜、主菜、牛乳や乳製品、果物の五つのグループの食品をうまく組み合わせ、栄養バランスのよい食事をしっかり摂ることが大切です。特にサルコペニア対策として、筋肉をつくる肉や魚などの主菜や牛乳・乳製品、そして卵などが重要と言われています。

　口腔機能は、「噛む」「話す」など私たちが生きていく上で重要な役割を担っています。これらの機能が低下すると、噛めなくなって軟らかいものばかり食べるようになり、さらに噛む機能が低下するなど悪循環に陥ります。この現象をお口の機能の衰え「オーラルフレイル」といいます。

　口腔機能を維持するためには、噛み応えのある食品をしっかり噛んで食べる、口の体操や唾液腺のマッサージをする、入れ歯の調整をする、虫歯や歯周病の治療をすることなどが有効です。

## 運　　動

　サルコペニアは見過ごされやすく、気づいたときには手遅れになることもあるため、できるだけ早期に発見することが大切です。また筋肉や骨、関節などの痛みや機能低下は加齢の問題と捉えられがちですが、食生活や運動も要因と指摘する研究も見られます。

　いまより10分多く体を動かすだけで健康寿命を延ばせます。運動だけでなく、日常生活のなかで意識的に歩いたり、仕事や家事などでこまめに体を動かしたりすることでも、健康度は高まります。

ですから、とにかく運動行事やスポーツジムに行けばよいと言っているわけではありません。次の社会参加と連携しながら、意識的に少しでも体を動かそうということです。

### 社会参加

　社会参加は、とにかく市民全員がカルチャーセンターなどに行けばよいと推奨しているわけではありません。囲碁・将棋が好きならそれでもいいし、カラオケが好きならそれもいい。大切なのは、日常的な友人や仲間とのつながりを維持することです。

　こうした社会参加の側面が弱っていくと、心身のさまざまな側面がドミノ倒しのように弱くなっていく傾向が見られます。

　友人や仲間といっしょに、地域のボランティア活動やサークル活動をはじめそれぞれ自分に合ったつながりや活動で、心身の健康を保つよう意識することが大切です。

## 2 フレイル・ドミノ対策：三位一体で継続的に

　図10に示したように、「フレイル・ドミノ」という考え方を提唱しました。どのような順番のドミノで老いていくのかは人によってさまざまです。しかし、まず一番重要なことは、最初のドミノが「社会とのつながり、すなわち人とのつながり」ということで

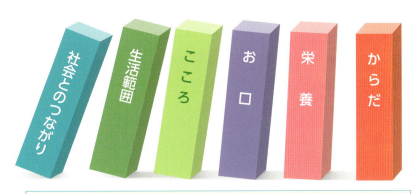

東京大学 高齢社会総合研究機構・飯島勝矢（フレイル予防ハンドブックより引用）
厚生労働科学研究費補助金（長寿科学総合研究事業）「虚弱・サルコペニアモデルを踏まえた高齢者食生活支援の枠組みと包括的介護予防プログラムの考案および検証を目的とした調査研究」（H26年度報告書より：未発表）

出典：東京大学高齢社会総合研究機構・飯島勝矢　作図

図10　フレイル・ドミノ

す。運動するならば大勢の人たちとやりましょう。しっかり噛んで食べるというだけでなく、「皆でワイワイと、しっかり噛んで食べましょう」ということなのです。

健康長寿の三つの柱は、三位一体で継続的に進めることが大切です。三位一体というとき、社会参加を手がかりとして考えるとイメージしやすいかもしれません。

たとえばカラオケが好きな人がいます。1〜2人で行くのでなく、友達を誘って5人前後になると、社会性がより高まります。月1回程度の頻度なら、週1回程度に頻度を上げると、それだけ運動量が増えます。歌う曲数も増やせば、それだけ消費カロリーが多くなるだけでなく、滑舌など口腔機能の維持にも役立ちます。

さらに、帰りにみんなでタンパク質が豊富な肉料理あるいは魚料理などを食べながら楽しく食事会をして交流すると、栄養にも口腔機能にも社会性にも好影響をおよぼします。その集まりが楽しくて、続けて集まることができれば継続性もクリアです。

このように三位一体は、日常生活のなかでそれを意識することで、誰でも取り組めます。決して高いハードルではありません。


## Frail 3
# フレイル予防の「ツボどころ」


「食事バランスに気をつけましょう」

「なるべくタンパク質をいっぱい摂りましょう」

「なるべく動きましょう。散歩を日課にしましょう」

よく言われることで、いずれももっともなことですが、今の時代、どれだけの人の心に響くでしょう。散歩を日課にする人は、言わなくてもすでにしています。心を動かすには「えっ、マジ？」「ホント？」などと驚くような情報を提供する必要があります。

つまり、どれだけの市民が気づき、自分事化できるのか、ということです。市民の考えはそう簡単には変わりません。一般的には「気づき」「自分事化」がなければ人の考

え方や行動は変えられない、とされています。変わるには「なるほどそうか」と、その人の胸にストンと落ちなければなりません。そのための情報が「ツボどころ」です。ここではそれを紹介します。

## 1 サルコペニアの多面的な影響

　サルコペニアについてのショッキングな情報があります。高齢期における２週間の寝たきりは、１度で７年分の筋肉量が失われる──（27頁図7）。「がんばれば戻せるかも」と言っても、基本的に失ったものはそう簡単に戻りません。このことを市民公開講座などで紹介すると「えーっ!?」とざわめきが起こります。こういうことが「ツボどころ」になります。

　サルコペニアがほんの少し進んでしまうには、いろいろなルートが考えられます。たとえば外出頻度が減る。企業戦士だった人は定年後、人生にリセットがかかってしまい、１週間どこにも出かけないという人も決して少なくありません。しゃべった相手は妻だけで、自主的にしゃべったのはペットだけ!!　体はどこも痛くも痒くもありませんが、これらはまさに社会的フレイルです。そのことで社会とのつながりが減ってくると、必然的に運動量も減って筋肉の衰えにつながります。

　さらには、認知機能にも影響が出てきます。ある研究所のデータによると、週に１、２回出かける人と毎日出かける人を比べた約４年間の追跡調査で、週１、２回の人のほう

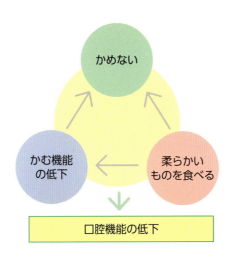

咀嚼能力低下の悪循環
平野浩彦 1997年
（参考文献）平野浩彦
高齢者を知る事典 2000年

図11　新概念「オーラルフレイル」による口腔機能の負の連鎖（42ページ参照）

が認知症の新規発症が約3倍強多いことが証明されています。高齢者は、積極的に出かけなければ社会的なコンタクトが少なくなってしまうのです。

もう一つは、口の周りのサルコペニアです。口にもいろいろな筋肉があります。たとえば「パピプペポ」という発音は、唇のまわりの筋肉が元気でなければ言えません。田んぼの「タ」を「タタタタタ」とテンポよく言えずに「タッタッタッタッ」になるのは、舌の先端部分の筋肉が弱ってくるからです。カエルの「カ」を「カカカカカ」と言えずに「カッカッカッ」になるのは、舌の根っこの部分の筋力が衰えるからです。このように「パ」と「タ」と「カ」だけでも、それぞれ担当する筋肉が違います。ほかにも、噛み応えのある肉を噛んでちょうどよい軟らかさにするのは咀嚼の筋肉です。

こうした口の周りのサルコペニアを中心に考えていくのが「オーラルフレイル」（42ページに詳細記載）です。オーラルフレイルとは、口腔の機能にはさまざまな要素があり、その口腔の些細な衰えを軽く見てしまうと、顕著な口腔機能低下になり、さらに食べることにも支障をきたしていき、最終的には身体の機能低下にまでつながっていく、という概念です。

たとえば奥歯が少し噛みづらいと、「お肉はちょっと……」と無意識に柔らかいものばかり選ぶようになります。素うどんに白身魚と豆腐などの組み合わせだと、全部舌でつぶせて、あまり噛まなくてもツルリンと食べられます。それでも「白身魚を摂っているからタンパク質はOKでしょ」という誤認識が非常に多いのです。

これでは舌も含めた咀嚼機能を司る筋肉が鍛えられません。だから翌年にはもっと噛めなくなってしまいます。するとますます柔らかいものにシフトして、ますます噛めなくなるという負の連鎖に陥っていくのです（図11）。

「みなさん一人ひとりの口に、負のスパイラルがあるのですよ」

と説明すると「へぇー」とどよめきが起こります。単に「しっかり噛んで食べましょう」「なるべく1回に30回くらい噛みましょう」などと説明しても、食べながら「1、2、3、4、5……」と数える人がどれだけいるでしょうか。

だからこそ、「ツボどころ」を提供することが重要なのです。

## 2　BMIでは中身がわからない

肥満傾向かどうかを簡単にチェックできるBMI（Body mass index）は、国民によく知られた指標です。BMIは数値が高いほど肥満度が高く、血圧や血糖値、中性脂肪など

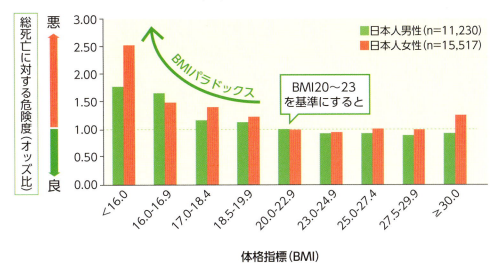

図12 高齢者の痩せ（低BMI）は総死亡率が高い

に影響して心筋梗塞、脳卒中の発症、さらには死亡につながるリスクが高いと言われています。

ところが高齢期では、中年層前と比較してBMIと死亡率の関係がまったく逆転する現象が見られます。すなわち、高齢期（特に70歳より上のイメージ）になると、中肉中背と小太り・肥満には死亡率に差がなくなってきて、一方でスリムから痩せにかけて（すなわちBMIが下がってくると）死亡率はどんどん上昇してしまうのです。私たちはこれを「BMIパラドックス」と呼んでいます（図12）。「パラドックス」とは、従来言われている考え方とは違う、逆だ、という意味です。

たとえば、同じ年齢の高齢者AさんとBさんがいます。日本人のBMIは22がちょうどいいとされていますが、Aさんは26.0といわゆる小太り、軽度肥満です。しかも糖尿病と中性脂肪の薬を飲み、開業医から毎月食事指導を受けて「もう少しカロリーをセーブしなさい」と言われています。一方BさんのBMIは22.3で「ちょうどいい。すばらしい」と言われています。

図13は、このAさんとBさんの太ももとふくらはぎのCT画像です。Bさんは、筋肉が減って梅干しのように縮まっています。皮下脂肪によって外見では中肉中背に見えていただけで、実は筋肉がサルコペニアになっていることがわかります。一方のAさんは筋肉隆々で、「100点満点ですよ。なんでカロリーセーブしなくちゃいけないの」という状態です。

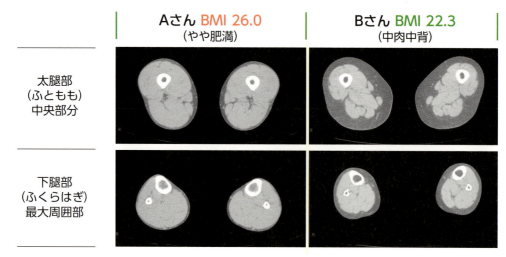

出典：東京大学　飯島勝矢　資料提供

図13　CT断面像による筋肉量（面積）の比較

　もちろん、BMI22の人がみんなBさんと同じだと言っているわけではありません。ちょうどよいとされている人たちの中に、こういう人が混じっているということです。逆も真なりで、オーバーウエイトと言われている人のなかにもAさんのような人が混じっているわけです。

　結局、BMIではこうした中身がわからないのです。ここにBMIの限界があります。中年層から高齢者前半をイメージしたメタボ対策であればBMIは有用ですが、フレイル対策になるとBMIだけでは中身がよくわからない、ということです。

## 3　タンパク質摂取の「絶対量不足」が引き起こす高齢者の新型栄養失調

　最近「新型栄養失調」という言葉を聞きます。正式な医学用語ではなく俗語ですが、高齢者によく見られることから「高齢者の新型栄養失調」として注目されています。

　従来の栄養失調のイメージは、さまざまな原因で食事ができずガリガリに痩せて低栄養状態になるものです。しかし新型栄養失調と言われる人たちは、三食とも一応食べているのに「毎日だるい」「ひと夏で2回風邪をひきました」などと、栄養失調のような症状を訴えるのです。

70歳以上の6人に1人が該当していると言われています。この飽食の時代に、この飽食の国で、なぜこのような現象が起こるのか——。いろいろなメカニズムが指摘されていますが、最大の理由はタンパク質摂取の絶対量不足だろう、と私は考えています。特にこの「絶対量不足」という点が重要です。

タンパク質については、それが血となり肉となるからサルコペニア予防に有効です。タンパク質の摂取を否定する人は誰もいないでしょう。肉や魚、あるいは豆腐などで大豆タンパクも摂るのは、どれだけ実行できているかどうかは別にして、頭の中には入っていると思います。ですからほとんどの人は、タンパク質の摂取自体はしているのです。問題は、その絶対量が足りないのです。

市民公開講座などでこの説明をするとき、私はどなたか高齢者に立ってもらいます。その方の体重が60kgだったとしましょう。私は次のように説明します。

「体重60kgの方がいらっしゃいます。この方は1日に最低60gのタンパク質を摂らなければならないと言われています。つまり体重1kgあたり1gです。これは最低の必要量ですから、できれば1kgあたり1.2〜1.5gが推奨されています。するとだいたい80〜90gになります。はい、80〜90gのタンパク質ってどのくらいだと思いますか？」

「うーん、よくわかりません」

そこで200gのステーキを例にして説明します。すると「200gのステーキは200gのタンパク質」だと思っている人が半分ほどいます。残りの人も、何gのタンパク質が含まれているかまではよく知らないことが少なくありません。実は、200gのステーキにタンパク質は35〜40g、だいたい5分の1レベルしか含まれていないのです。

ステーキだけで1日に必要なタンパク質を摂取しようと思えば、200gのステーキを2枚食べる必要があります。高齢者には「無理です」という話です。ですから、柔らかい白身魚、豆腐、卵などとうまく合わせて、幅広い食材で摂取していかなければならないわけです。

ここにもう一つの「ツボどころ」があります。つまり、50代前半の私が200gのステーキを食べると、35〜40gのタンパク質を確実に筋肉にしていくことができます。しかし80歳くらいの高齢者の場合は、同じように35〜40gのタンパク質が体内に入ったにもかかわらず、実は筋肉にしていく効率が悪いのです。医学用語で「タンパク（質）同化抵抗性」と言います。

「若いときと同じタンパク質を食べても、効率が悪くなって、血や肉にできないのです。ご存じでしたか？」

「私、卵や肉や白身魚を食べたら、必ず筋肉になると思ってました」

「そうとは限りません。ロスしているかもしれません。だから、積極的に食べなきゃ

いけないんですよ」

こうした説明をすると、会場は「へぇー!?」とざわつきます。

## 4 メタボ予防からフレイル予防へ
――カロリー摂取に関する考え方の「ギアチェンジ」

　このように見てくると、高齢期のカロリー摂取について、これまでと「ギアチェンジ」する必要性が浮き彫りになってきます（図14）。すなわち、中年層から高齢期の入り口くらいまではメタボ対策で、カロリー制限が基本です。しかし、おおむね後期高齢者以上だとフレイル予防が基本になります。しっかり食べてカロリーを摂っていく必要があります。

　その中間のおおむね70歳前後は、フレイル対策への切り替えがとても難しい年代です。単純に暦年齢で決まるわけではありません。個別判断がいろいろ入ってきます。

　たとえば同じ70歳のAさんとBさんがいたとして、Aさんは3か月前に心筋梗塞を起こしたばかりとします。Bさんは、そこまでの大病はないし薬もそんなに飲んでいない

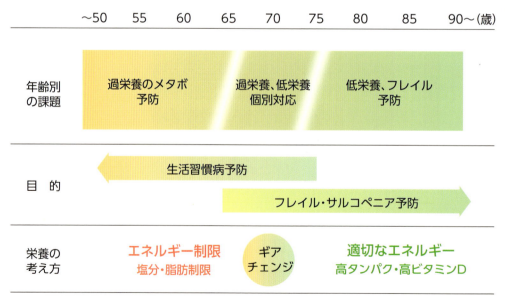

出典：葛谷雅文．医事新報4797「高齢者の栄養管理」p41-47 の図4から引用改変
高齢者ケアに携わるすべての方へ　『食べるにこだわるフレイル対策』（東大・飯島勝矢）

図14　メタボ予防からフレイル予防へ：年齢別栄養管理（カロリー摂取）に関する考え方の「ギアチェンジ」

けれども、閉じこもり気味で人と会うのも面倒くさい。すると、それぞれの対応は違わざるを得ず、どうしても個別対応が必要になります。

　これは、本人の考えもさることながら、かかりつけ医や行政主導のいろいろな介護予防事業などの施策にも影響してきます。

## 5　孤独は肥満より怖い
### ──「同居家族がいても孤食」は高リスク

　それでも、これまで中年層から高齢者に対して「メタボにならないように。とにかくお腹を引っ込めるために、カロリーを減らしましょう」と強調されてきましたから、「肥満が怖い」と思っている人はたくさんいます。

　私は高齢者対象の市民公開講座などでよく、目を閉じてもらって「まだ3kg痩せなきゃならないと思っている人は手を挙げてください」と聞きます。どこに行っても6割の人の手が挙がります。多いところは7割5分も挙がります。

　本当に痩せるべき人も含まれているかもしれませんから一概には言えませんが、おそ

**一人暮らしかどうかより、孤食かどうかが重要**

| | | 共　食 | | 孤　食 | |
|---|---|---|---|---|---|
| | | 同居者あり | 一人暮らし | 同居者あり | 一人暮らし |
| 精　神 | うつ傾向 | ― | 0.78倍 | 4.1倍 | 1.5倍 |
| 食・栄養 | 食品多様性：少 | ― | 1.4倍 | 1.8倍* | 1.6倍* |
| | 低栄養 | ― | 0.88倍 | 1.6倍* | 1.5倍* |
| 口　腔 | 咀嚼力低下（グミ） | ― | 1.3倍 | 1.7倍* | 1.2倍 |
| | 残存歯数：少 | ― | 1.6倍 | 1.6倍* | 0.99倍 |
| 身　体 | 歩行速度：遅 | ― | 1.1倍 | 1.6倍* | 1.0倍 |

年齢、性別で調整したオッズ比（二項ロジスティック回帰分析）、N＝1,843（男性933名、女性910名、年齢79.5±5.5）
＊ $p < 0.05$
低食品多様性：4分位未満、低栄養：MNA−SF12点未満、低グミ咀嚼・低最大歩行速度：中央値未満、
低残存歯数：20本未満
出典：東京大学高齢社会総合研究機構　飯島勝矢　田中友規からデータ提供（論文投稿中）

図15　同居者がいるのに「孤食」の高齢者は高リスク

らくこの現象は、メタボという医学の概念構築が、国民に十分染みわたった光と陰の部分だと思います。いわゆる「スレンダー・イズ・ベスト」、本当は食べたいけれども「ちょっと残さなきゃ。だってお腹周りが……」と80歳のおばあちゃんもみんな思っているわけです。

　この意識のチェンジが必要です。実はいま、怖いのは肥満よりも孤独です。

　たとえば、同居家族がいるにもかかわらず「孤食」という人が、私のコホート研究にも5％いました。1人だけ別の部屋で食べているわけです。この5％の集団の人たちは、フレイルチェックのほとんどのデータがズタズタに悪いこと、うつ傾向をはじめさまざまなリスクが高いことがわかってきました（図15）。

　つまり、Aさんは独居、Bさんは家族と同居というとき、普通は独居のほうが危ないと考えますが、そうとは限らないということです。独居であってもいつも友達と食事をしている人もいます。孤食かどうか、家庭内の社会性をチェックしていかなければ、その5％はひろわれてこないのです。

*Frail* **4**

# フレイルチェックの魅力と二つの狙い

## 1　大規模高齢者健康調査が明らかにしたもの

### 1　指輪っかテスト

　「指輪っかテスト」は簡単にできるサルコペニアのリスク検査です（図16）。自分の親指と人差し指で輪を作り、利き足でないほうのふくらはぎの一番太いところを囲んでそのサイズを測ります。すると、①指が届かずふくらはぎを囲めない集団、②ちょうど囲

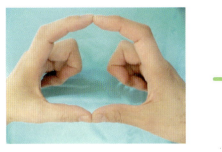

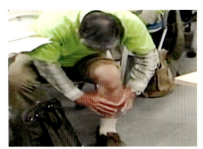

出典：東京大学高齢社会総合研究機構・飯島勝矢：作図　(Tanaka T, Iijima K. Geriatr Gerontol Int 2018)

図16　指輪っかテスト：サルコペニアの簡易指標

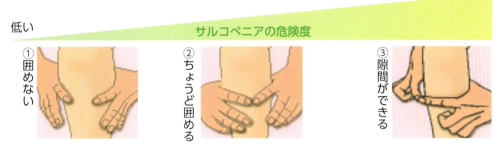

出典：東京大学高齢社会総合研究機構・飯島勝矢：作図　(Tanaka T, Iijima K. Geriatr Gerontol Int 2018)

図17　「指輪っかテスト」3グループごとの各種リスク

■総死亡リスク

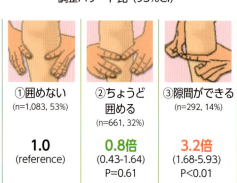
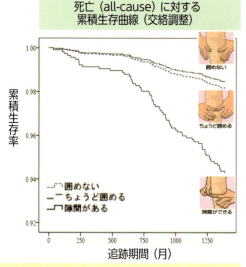

図18 「指輪っかテスト」3グループの総死亡リスク

める集団、③囲めるがふくらはぎとの間にすき間ができる集団、の三つに分かれます。

市民公開講座でもいつも実施します。全国どこに行っても、この三つの集団は同じ一定の割合になります。5〜6割は必ず①に入って来ます。3〜4割が②です。残り1割弱が③になります。北海道だからとか沖縄だからという違いはありません。

この「指輪っかテスト」で明らかになる三つの集団を追跡調査しています。

①の集団をベースとすると、③の集団はサルコペニアのリスクが6.6倍高いことが、早い段階でわかっていました。③の集団でもサルコペニアでなかった人もありますが、2年後にはサルコペニアの新規発症が3.4倍になりました（図17）。

それだけではなく、筋肉量や身体能力、食事摂取量や口腔機能、生活の質（共食・孤食等も含む）などにおいても、①の集団になるほど好結果であることがわかってきました。

さらに追跡調査をすると、4年間の短い期間でも、③の集団は①の集団より3.2倍も多くの人が亡くなっていました（図18）。

## 2　新概念「オーラルフレイル」

口腔機能はさまざまな要素から構成されています。その口腔機能が衰えていく段階を、次の4つに整理してみました。「Ⅰ. 口の健康への意識の低下」⇒「Ⅱ. 口のささい

なトラブルの連鎖」⇒「Ⅲ．口の機能低下」⇒「Ⅳ．食べる機能の障害」です（図19）。

　口腔機能は、社会性の低下や口の健康への関心（口腔リテラシー）の低下などにも大きく関係しています。また、脳血管障害や神経変性疾患など摂食嚥下機能に直接影響を及ぼす大きな基礎疾患が背景になくても、加齢変化も関わりながら、歯科口腔機能における軽微な衰え（滑舌の低下、食べこぼし・わずかのむせ、噛めない食品が増える、食欲のわずかな低下など）が増えてきます。これは上記「Ⅱ」の段階に相当します。

　多くの人たちはこれを、いわゆる「年のせい」と自己判断してしまい、その後の口腔機能低下の兆候として捉えられずに軽視している側面が強いと思います。しかしこれは、身体の大きなフレイル化への入り口であることを強調しなければなりません。この段階を軽視し見逃してしまうと、徐々に顕著な口腔の機能低下の段階（「Ⅲ」の段階）に移っていき、最終的には「Ⅳ」の段階まで低下してしまいます。

　このように、軽視されがちな口の軽微な機能低下は、徐々に口の機能低下（口腔機能低下症など）および食べる機能の障害（摂食嚥下機能障害など）につながり、さらに最終的には心身の機能低下にまでつながります。この"負の連鎖"が新概念「オーラルフ

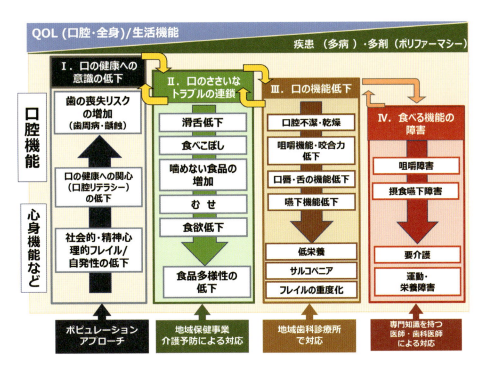

出典：平野浩彦、飯島勝矢、渡邊裕、田中友規ら、神奈川県オーラルフレイルプロジェクトチーム　「オーラルフレイルハンドブック」より引用改変　2018年

図19　オーラルフレイル概念図

レイル」です。

　私たちは、オーラルフレイルのより早い時期から警鐘を鳴らしています。特に「Ⅱ」の段階、口腔機能の"ささいな衰え、およびその重複"が軽視されるべきではありません。

　図20は、オーラルフレイルの程度ごとに4年間追跡調査した結果です。これもショッキングです。図では口腔機能のうちの6項目に注目しています。

　まず、80歳で20本の歯を残そうと言われているとおり、20本以上歯が残っているのかどうかです。2番目は咀嚼能力です。グーッと噛みしめる力が「やや」衰えているかどうか──相当に弱っているのではなく「やや」です──。3番目は舌圧。舌を上顎に押し付ける力が「やや」衰えているかどうか。4番目は口腔巧緻性。たとえば滑舌です。「タタタタ」が「タッタッタッ」くらいに「やや」落ち始めてきた状態かどうか。5番目は主観的な咀嚼能力低下です。噛み応えのあるさきイカ、スルメ、タクアンなどに「ちょっと最近きびしいかなと思い始めてきた」くらいの感じがあるかどうか。6番目は、少しムセやすくなってきたかな、という状態があるかどうかです。

　この六つを「ある・ない」でチェックして、三つ以上「ある」に該当した人を一応「オーラルフレイル」と仮定します。1〜2個「ある」の場合は「オーラルプレフレイル」、すべて「なし」だった人は「オーラルノンフレイル」とそれぞれ仮定します。

　すると、4年間の短い追跡でも、やはり三つ以上「ある」だったオーラルフレイルの

〔オーラルフレイル〕

**3項目以上……口の働きが"衰えている"**

| 残っている歯が20本未満 | 咀嚼（かむ）力が弱い | 舌の力が弱い |
| --- | --- | --- |
| 滑舌の低下（舌の巧みさ） | 硬い食品が食べづらい | むせが増えてきた |

| 新規発症の危険度（約4年間追跡） | 正常群 | オーラルフレイル群 |
| --- | --- | --- |
| 身体的フレイル | 1.0 | 2.41倍 |
| サルコペニア | 1.0 | 2.13倍 |
| 要介護認定 | 1.0 | 2.35倍 |
| 総死亡リスク | 1.0 | 2.09倍 |

出典：東京大学　田中友規、飯島勝矢ら. J Gerontol A Biol Sci Med Sci. 2018

図20　オーラルフレイル：総死亡率・要介護リスク

## 具体的な評価と改善プログラムが必要な方とは？

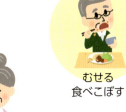

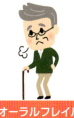

健康・元気 → 口まわりの"ささいな衰え"が積み重なると… → オーラルフレイル、フレイル、病気

- むせる 食べこぼす
- 食欲がない 少ししか食べない
- やわらかいもの ばかり食べる
- 滑舌が悪い・舌がまわらない
- お口が乾く・ニオイが気になる
- 自分の歯が少ない・あごの力が弱い

出典：平野浩彦、飯島勝矢、渡邊裕 「オーラルフレイル Q&A」より引用改変

図21　幅広い視点でのお口の機能評価

人たちは、オーラルノンフレイルの人たちと比較して、死亡リスクも要介護のリスクも、新規にサルコペニアになるリスクも、すべて2倍以上でした。

いずれも、追跡を始める時点では自立していた人たちですから、驚きの結果と言っていいでしょう。

## 2　フレイルチェックとは

私たちが展開している市民主導型のフレイルチェック（図22）は、直接的に体を鍛えるものではありません。チェックすることで自らのフレイルリスクに気づくためのものです。それは、他人事ではなく「自分事」、自らの問題として捉えてこそ効果があると考えるからです。

フレイルチェックは大きく分けて三つの流れで進めています。いずれも好結果には青シールを、要注意結果には赤シールを用紙に貼っていき、視覚的にも状態がよくわかる

ようにしています（簡易チェックシートは、巻末に掲載）。

　最初は、全員で実施する簡易チェック。ここで「指輪っかテスト」と「イレブンチェック」を行います。「イレブンチェック」は食習慣、口腔機能、運動、社会性など生活習慣に関する11項目の質問チェックです。また「咬筋」と呼ばれる咀嚼の筋肉に触れて、噛む力を確認します。

　続いて「深掘りチェック」と呼んでいる五つの測定チェックを行います。その内容は、①「パタカ」テスト（滑舌）、②片足立ち上がり、③ふくらはぎ周囲長さの実測、④握力テスト、⑤手足の筋肉量の測定です。

　これらの測定が終わると再び全員で質問紙により、①お口の元気度、②人とのつなが

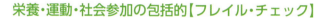

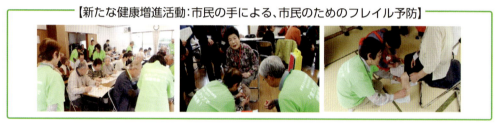

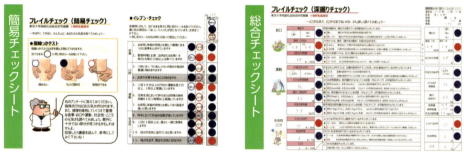

出典：東京大学高齢社会総合研究機構・飯島勝およびフレイル予防研究チームにより開発

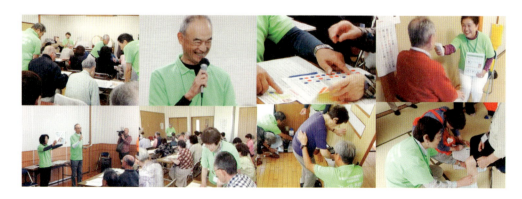

図22　フレイルチェックの現場とシールを貼ったチェックシート

り、③社会性について、それぞれチェックを行います。

　最後に、それぞれのテストについて説明し、健康のための簡単なアドバイスも行います。さらに、定期的にフレイルチェックを受けることを推奨しています。

## 3 フレイルチェックの二つのねらい
―― 自ら気づく場、元気シニアの活躍の場

　このフレイルチェックには、次のようなねらいがあります。

　一つは、1人でも多くの市民にこの集いの場に来てもらい、フレイルリスクに気づいて「自分事」化してもらうことです。できれば腰が重い人にも来てもらい、まずはチェックから始めて「継続」というレールに乗ってもらうこと。そのこと自体が社会性の維持・回復にもつながります。

　継続することで、次のフレイルチェックまでに、青シールの人はそのままを維持し、赤シールがある人は少しでも青シールにすることを呼びかけます。ここで「自分事」にした人たちは、ストレッチに取り組んだり食生活に注意したりと、それぞれに考えて取り組みます。最近はこうした人たちがテレビ番組でも紹介され、フレイルチェックに参

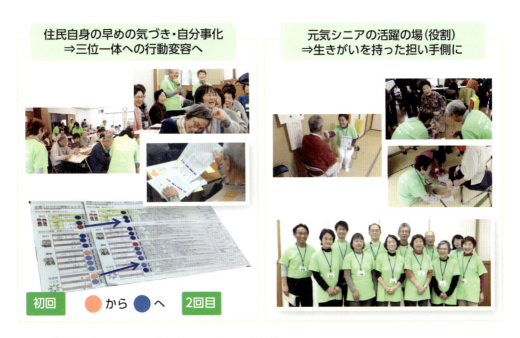

図23　市民の手によるフレイルチェックの二つのねらい

加する人もここ3年でのべ約5,000名弱に達するなど、ずいぶん増えてきました。

　もちろん、高齢になっていくほど、半年後も赤シールということはあり得ます。たとえ赤のままでも、少なくともデータが落ちなければすばらしいのです。そういう確認ができるこのフレイルチェックの場を、しっかり作りあげたいと考えています。

　もう一つは「市民主導型」と名づけている通り、元気な高齢者に市民サポーターになってもらい、そのサポーターを中心にして運営する形態にしていることです。さらにこれを自治体の事業として取り組んでもらうことで、より広範な人たちに広げられると考えています。

　実際問題としても、専門職種だけでこれらのプログラムを広域展開していくには無理があります。サポーターの力があってこそ、幅広い事業として展開していくことができます。それはまた、サポーター自身にとってもやりがいや社会参加につながります。こうしたサポーターをたくさん増やしたいと考えています。

## 4　専門職種につなぐ

　元気な高齢者を対象にしたフレイルチェックですが、なかにはチェックをした結果、ほとんどが赤シールだったという人が含まれることがあります。これはもう「半年後にまたチェックしますから、がんばって来てください」と言うだけでは無理な状態です。

　こういう場合はチェックだけで終わらず、専門職種につなぐようにしています。シールが真っ赤になっている人を見つけたら、サポーターはやんわりと声をかけて、かかりつけ医の有無を確かめたり、地域包括支援センターを紹介したりしています。

　もちろん、サポーターは医療の専門家ではありませんから、難しい質問などが出たときには安易に回答せず、医療機関などでの確認を促すよう指示してあります。

## 5　オーラルフレイル対策を歯科医師会・多職種協働の連携で

　さらにいま、オーラルフレイルに関しても、行政や歯科医師会とタイアップして、主に歯科医師側の対応について整備しているところです。

というのは、私たちはフレイルチェックなどを通じて、口腔の些細な衰えを「軽視してはいけません」と警鐘を鳴らしているわけです。それで気になった人がかかりつけの歯科医師に相談したときに、歯科医師から「オーラルフレイル？　よく知らないよ」と言われたのでは困ります。

　そこで、歯科医師にもオーラルフレイルについて十分理解してもらい、そういう人が受診した際に、幅広く口腔機能を診て適切なアドバイスをしてもらえるための道標をつくろうとしているわけです。

　いろいろな歯科医師会にお願いして3,000人を超えるデータベースを作りました。そのうちオーラルフレイルに該当する人が1,000人弱でした。その中から200人ほどを無作為抽出し、歯科クリニックで歯の治療だけでなく、唾液から咀嚼、滑舌、嚥下までの口腔機能をトータルに評価しながら、総合的な口腔教育を進めてもらっています。そのことを通じて市民のお口に対するリテラシーも上がり、生活態度も変わるのを期待しているところです。実は初期解析をしているところですが、この総合的な口腔教育により、口腔の複数の機能が幅広く改善していることが判明しました。やはり、お口の機能のトレーニングも「継続は力なり」です。

　私たちは、新概念「オーラルフレイル」により、口腔機能へのさらなる健康リテラシーの向上もねらいながら、さまざまな啓発に取り組んでいきたいと思っています。より早期に気づき、それにより"自分事化"され、意識変容〜行動変容につながることを期待しています。

　フレイル対策のなかで、特に栄養（食と口腔機能）の視点は最も重要であり、国民がこの原点をどのように再認識できるのかが鍵であろうと思います。そして国民だけではなく、専門職側もより早期からの口腔ケアおよび口腔機能維持の重要性を再認識することが重要です。

　そのためには、口腔分野においても、国民目線としてわかりやすい概念と簡易評価法が存在し、医科―歯科―栄養を軸とする多職種協働の連携スクラムを組んだ臨床活動、普及啓発活動、骨太の共同研究と情報発信が求められます。また、食べる力は多面的な視点で下支えされていることもあり、専門職の臨床診療だけで乗り越えらえるものではありません。自治体内のマルチステークホルダー（多くの関係者）が関わりながら推進しなければなりません。

　すなわち、フレイル対策やオーラルフレイル対策はまさに「総合知によるまちづくり」として取り組むべきものと考えています。

# フレイル予防事業の広がりと今後を見据える方向性

*Frail* **5**

## 1 広がる自治体

　フレイルチェックは2015（平成27）年に千葉県柏市で始めました。地域ごとの高齢者サロンなどでの開催ですから、それぞれの参加者は数十人という規模です。その後、神奈川県茅ヶ崎市、小田原市、厚木市でも取り組みが始まりました。そしていま、図6（25頁）の地図にあるように各地の20自治体で実際に取り組まれ、さらに27自治体で検討が進むなど、全国に広がってきています。

　このプログラムは、自治体の事業として取り組んでもらうようにしています。現時点では「どなたもご自由に」という扱いにはしていません。それは、フレイルチェックがより多くのフレイルデータを幅広く収集する研究活動の一環でもあるからです。ですからフレイルチェックに際しては、必ず研究への参加同意を得ています。

　市民公開講座などで説明すると、「自分の事業所でも取り組みたいのですが、このメニューはホームページなどからダウンロードできますか」などの質問が出ることがあります。それ自体はありがたいことですが、原則としてお断りしながら、次のように呼びかけています。

　「どうしてもやりたいと思ったら、まずあなたのお住まいの自治体で、行政としっかり話し合ってください。フレイルの情報が必要ならば、その情報提供はします。そして自治体をあげて、サポーター養成もしながら取り組もうと決断してくだされば、いつでも行きます。すべての情報を提供します」

## 2 多面的な取り組みとして

　柏市は最初に取り組んだだけに、この3〜4年で高齢者の大半の人たちにフレイルという言葉が届いています。

　図25は、その柏市の「柏フレイル予防プロジェクト2025」の会議に提出された資料です。横軸は40歳未満の若者、中年層、前期高齢者、後期高齢者という世代の流れ、縦軸はそれらに対応する行政の健康づくりやヘルスケアに関わる活動・施策です。

　施策を全部並べてみたら40個あったということです。それらを担当する部署は13以上に分かれていました。そして、部署が変わるとそれぞれの施策の存在自体をあまり知らなかったそうです。当然、それぞれの進捗度も知りません。しかも、効果判定をしているものもあまりなかったということでした。

　とはいえ、この複数の部署が一つになることはあり得ません。そこでまずは「健康づくり業務庁内連携会議」という連携調整の機能をつくったそうです。互いに予告して歩調を合わせ、参加者交流のような横連携もしつつ、効果判定も行い、ただ「上半期に12回やりました」で終わらず、結果やその後の継続性についてもこだわって評価していこうとしています。

　そしてこの「柏フレイル予防プロジェクト2025」という最上位委員会が立ち上がり

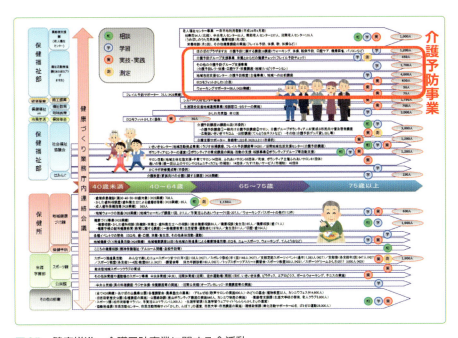

図25　健康増進・介護予防事業に関する全活動

ました。構成メンバーには複数の行政の部署が入り、専門職能団体や市民団体、ふるさと協議会、社会福祉協議会、民生委員、あるいはスポーツなどさまざまな推進団体、さらにアカデミアの私たちも加わる多彩な構成です。

もともと柏市にもさまざまな団体があって、それぞれの方向で活動をしていたわけですが、その方向が基本的にバラバラですれ違っていたのです。そこで「フレイル」という多面的な要素でその方向を磨き直し、みんなで束ね直して「せーの」で呼吸を合わせてもう1歩踏み出そう、というのがこの予防プロジェクトです。

こうして、フレイルチェックを定期的に刻んで今年度だけでも60回近く実施する、必ずリピート参加を得るなどいろいろな課題を掲げて、この最上位委員会がコントロールする取り組みが始まっています。

先にも触れた通り、フレイルは身体的フレイル、心理的フレイル、社会的フレイルが相互に影響し合った多面的な概念です。そして栄養、身体活動、社会活動という三つの柱の三位一体の取り組みが求められます。

多面的な取り組みを進めるためには、それぞれがバラバラではうまくいきませんから、必然的に行政改革につながらざるを得なくなります。そういう意味でも私たちは「フレイル予防は総合知によるまちづくり」と指摘しているところです。

## 3 カギを握るサポーター養成

フレイルチェックで、そのカギを握るのはサポーターです。現在、全体のフレイルサポーターの約3割が男性です。こうした類の市民サポーターや市民ボランティアは全国に数百万人いると思いますが、その9割5分は女性です。ですから私たちが取り組んでいるフレイルサポーターの男性比率は高いほうだと思います。これは偶然ではなく、サポーター養成の段階から相当こだわってきた結果です（図26）。

まず、このフレイルチェックは目的がとてもハッキリしています。単なるワイワイイベントではなくて、一人ひとりの市民の健康に関するいわゆる通信簿を作るイベントです。しかも半年後に、どれだけの人に再び参加してもらえるかどうかがポイントです。

すると、その場が楽しくて説明もわかりやすくなければ、再び来ることはないでしょう。ですからサポーター養成講座でも、次のような話をします。

「フレイルを自分事と思えるかどうか、次回も来たいと思えるかどうかは、みなさん方サポーターの実力次第です。しかも、全国のビッグデータを集めていくものですから、

■新たな健康増進活動:【市民フレイルサポーターによるフレイルチェック】

【フレイル予防のための市民サポーター養成研修】

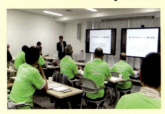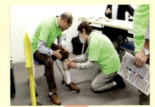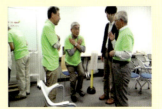

【市民の手による、市民のためのフレイルチェック】

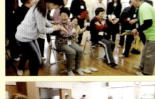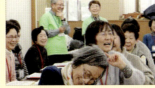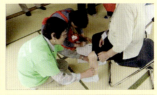
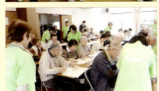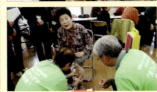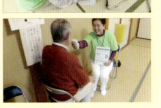

フレイル予防を通した快活なまちづくりのモデル構築　　～全国展開へ～

図26　フレイルサポーター養成とサポーターの活動

あなた方は研究協力者なのですよ」

　すると男性陣、特に企業戦士だった人たちは「おもしれえ。やってやろうじゃないか」と心が躍るようです。

　実際のサポートの場面では、生の数値、実測値を扱ってもらうことに留意しています。たとえば体組成計です。この機器はいろいろな測定ができますが、フレイルチェックでは手足の筋肉量を測るのが目的です。

　まず全身の筋肉量を測ります。次に体幹部の筋肉量を測ります。電卓で全身から体幹部の筋肉量を引き算すると、手足の筋肉量（四肢骨格筋量）がわかります。体格が違っても比較できるよう、電卓でこれを身長（m）で2回割って1㎡あたりの指数（四肢骨格筋指数）にします。これを比較可能な手足の筋肉量としています。男性で7.0kg/㎡、女性で5.7kg/㎡以上だと青シールです。サポーターは、たとえば次のような説明をします。

　「あなたの手足の筋肉は6.5kg/㎡です。そこに記入してください。あなたは男性です

から、すいません、赤シールになっちゃいますね」

数値を扱うのは男性に得意な人が多く、研究協力者だと実感もしてもらえます。こうした形で、できるだけ多くの男性にサポーターになってもらえるよう工夫しているわけです。

一方、女性サポーターたちの一番活躍するところは、応援や激励です。たとえば片足立ち上がりテストは、パイプ椅子に座り、手の反動を使わずに片足でヒョイと立って3秒間保持するものです。うまくできると、サポーターが拍手をしたり「すご〜い！」などと声をかけたりします。女性に応援されると、やはり男性参加者はうれしそうです。もちろん、それぞれに得意分野がありますから、うまく分担して取り組んでいます。

自治体によっては、早くも第4期のサポーター養成をしているところもあります。サポーター連絡会もできていますが、そのリーダーも全員男性です。

## 4　サポーターを指導するトレーナー

これまではサポーター養成も私が指導に出かけていましたが、取り組む自治体が増えてくるとさすがに対応し切れなくなってきました。そこで最近は、サポーター指導係としてフレイルトレーナーを配置しています。サポーターは元気な高齢者ですが、フレイルトレーナーは現役専門職種で、この人たちもそれぞれの自治体で養成しています。

自治体で取り組む場合の基本的な流れは、次のようになります。

まず、私が市民公開講座で講演します。そこに行政の関連部署や医師会、歯科医師会の人たちにも参加してもらい、基本的な方向性を伝えてイメージをもってもらいます。

そしてサポーター養成研修を実施する段階で、トレーナーも3〜5人養成します。このときにそれぞれの自治体でトレーナーを選んでもらいます。多くの場合、理学療法士らが参画しています。第1回目のサポーター養成とトレーナー養成、第1回目のフレイルチェックは私が中心になって実施します。このときのビデオ録画を参考にしながら、第2回目以降のサポーター養成はトレーナーが、フレイルチェックはサポーターが、それぞれ中心になって取り組んでいきます。

こうしたシステムが完全に出来上がっていますから、自治体によってはもう私の知らないところでトレーナーたちが第2期、第3期のサポーターを養成しています。

## 5  自治体ごとに工夫も：各自治体の腕くらべ

　東京都西東京市は2017（平成29）年度からフレイル予防事業を行っていますが、よく考えた取り組みを実施しています。始める段階では次のような話でした。

　「これまで『継続』という文字が完全に抜けていました。1回1回をキッチリと、いわゆるリピート率が高くなるように、きめ細やかなところでやっていきます」

　そのリピート率を高めるためにどんな工夫をしているか──。たとえば、1回目と2回目のフレイルチェックのつなぎ方です。早くから実施していた自治体の多くは「半年後は○月○日です。メモしてください」という程度でした。西東京は、小さなカレンダーを全員に配りました。

　「次回は○月○日ですよ。○月のところをめくって、そこにこのシール貼ってください。このシール貼ったときは絶対に来てください」

　それだけではありません。

　「今日は△月△日です。来月の□日にもシール貼ってください。その日に今日の20人でもう一度集まって、お茶を飲みながら、お煎餅をつまみながら、お話ししましょう」

　そこでは栄養、身体活動、社会参加という三位一体を学んで、それぞれどう感じて何からやれそうなのかをみんなの前で発表する。そこからいわゆる有言実行につなげていくわけです。さらにまた数か月後にも集まり、半年後のフレイルチェックまでの間に取り組みを挟んでいるのです。

　取り組みを始めた自治体の多くで、これまでの介護予防事業などについて「やりっぱなしだった」との反省の声が聞かれます。その点フレイルチェックは、節目ごとにチェックして答えを出していくものです。それには市民が自ら気づき、自分事化して、次のチェックまでの半年間にどれだけがんばれるかが重要です。そのための支援に重きを置いた行政が多く、さまざまな工夫が自治体ごとに始まっています。

第 **2** 章

目からウロコ！
参加した当事者たちの声

2-1-1 INTERVIEW

# 行ってよかった
# フレイルチェック

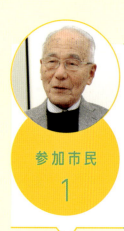

参加市民 1

渡辺好章さん　西東京市在住

　東京都西東京市に住む渡辺好章さん（87）は2017年10月、テレビの番組で、フレイル予防に取り組む市民の1人として紹介されました。番組ではフレイルチェックで思った以上にできなかったことにショックを受け、筋トレなどに励む姿が放映されました。

　その後2回目のフレイルチェックに参加。「テレビに出たのにできなかったら……」との周囲の心配をよそに、測定を伴う「深掘りチェック」の赤シールは6個から3個に減り、赤・青の数が逆転しました。

## 人一倍健康に留意して

　渡辺さんは長く、中学校で教師をしていました。体を動かすことが好きで、若い頃から続けるテニスはもう60年になるそうです。歌うことも好きで、現役時代には年末の第九の合唱団に参加し、芸術劇場などの舞台に立ったこともあるといいます。

　退職後は山歩きなどに出かけたほか、テニスはもちろんウォーキング、サイクリングも習慣にしてきました。ウォーキングは「早く歩かなければ意味がない」と早歩きを意識しています。そのスピードについていけないからと、同世代の人には同行をいやがられるほどだそうです。

　囲碁の趣味もあります。以前はなじみの仲間と月に何回かは碁を打ち、終われば一杯飲みながら語り合っていました。

　しかし、その仲間もみんな亡くなってしまいました。

　「なんとなく私だけ生かされちゃって……」

　と話す渡辺さんは、少しさびしそうな表情でした。出演したテレビでも、最近は人と会う機会が少ないと話していました。

　渡辺さんは、母親が34歳で、父親も51歳でそれぞれ亡くなり、5人いる兄弟もすでに3人が他界しているばかりか、親族にはがんで亡くなった人が多く、自身も若い頃に

腸閉塞で大手術の経験があるといいます。長年スポーツに親しみ健康に留意してきたのは、こうした背景があったからです。高齢ゆえに「病気はいろいろもっている」そうですが、気になることがあれば早めの受診も心がけています。

2017年1月に西東京市が飯島教授を迎えて開いたフレイル予防の講演会に、渡辺さんは「家内に引っぱられて」参加しました。かかりつけ医が医師会長だったり、妻のやえさんが通う整骨院の先生がフレイルトレーナーだったりした関係もあり、初夏に行われたフレイルチェックには夫婦で参加しました。その時点では「大丈夫だろう」と思っていたそうです。

それだけに、「深掘りチェック」で赤シールが青シールより多かったのがショックだったのです。

「いかに自分がダメかとわかりました。一番ダメだったのが片足立ち。できなかったんですよ。それと握力、滑舌も。特に単独の『カカカ』は、どうしようもないくらいダメなんですよ。それから毎日のように練習しました」

筋トレの成果が出て2回目のチェックで片足立ちはクリアしました。滑舌も青シールに。いまは握力を鍛えようと硬めのハンドグリッパーとダンベルでトレーニングに励んでいます。

「講演会もフレイルチェックも、行ってよかったですよ。やはり練習は大事だと思って、いま一生懸命やっています。東京オリンピックは見たいと思いますから」

## 💬 夫婦でも違う社会性

一方、やえさんはフレイルチェックで渡辺さんより赤シールが少なく、良好な結果でした。4歳若いとはいえ、渡辺さんは「家内は運動が得意じゃないのに、ちょっとおかしいなと思った」そうです。

聞くと、やえさんは毎日のようにピアノを弾くほか、出歩くことが好きで、大学時代の友人といっしょによく出かけては、英語の詩を書くなどしているそうです。赤シールの差は、こうした社会性の差だったのかもしれません。

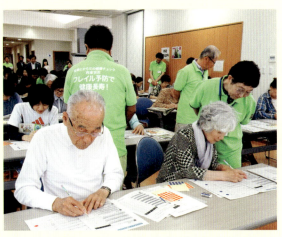

➡ 西東京市のフレイル予防の取り組みは2ページに掲載しています。

2-1-2 INTERVIEW

# 念願かなって太れたことが一番うれしい

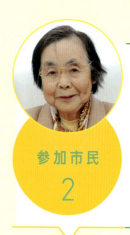

参加市民 2

松本三千子さん　神奈川県茅ヶ崎市在住

　神奈川県茅ヶ崎市の松本三千子さん（84）は2017年10月、テレビ番組でフレイル予防に取り組む姿を紹介され、多くの人から「すばらしいね」「長く映っていたね」などと声をかけられたそうです。

## 💬 「痩せないように」とアドバイスされ

　松本さんが初めてフレイルチェックに参加したのは2015年。そのときの講師が飯島教授でした。松本さんの初めてのフレイルチェックの結果は、全体を通して青シールが多かったものの、指輪っかテストとふくらはぎ周囲長、握力の三つに赤シールがついてしまいました。この頃の松本さんは痩せていて、自身でもふくらはぎの赤は気になりました。松本さんは飯島教授に日頃の悩みを質問しました。

　「水飲んでも太るって言うけど、私は太れません。どうしたら太れますか？」

　すると飯島教授から、次のようにアドバイスされたそうです。

　「太るより、痩せないようにするのが大事です。年を取ってから痩せると、病気に対応していくのが大変ですから」

　松本さんは普段から、野菜のほか肉、魚などもよく食べていました。近所の公民館での体操教室にも20年ほど通い、当時も介護予防のための体操教室に通っていました。テレビでも紹介された買い物の「ついで」の遠回りなども以前から続けていました。また世話役のようなことも長く続けていて、近所に知り合いも多い生活でした。それらが多くの青シールに反映したものと思われます。

　松本さんはフレイルチェックで学んだことで、これらのことが間違いでなかったと気づきます。その上で、ふくらはぎや握力を青にしようと、ダンベル代わりにペットボトルを持って散歩したり、風呂上がりに体操したり、座る姿勢にも気をつけたりと、意識

して努力を続けました。

　約半年後のフレイルチェックで握力と指輪っかテストが青になり、赤ながらふくらはぎ周囲長も太くなっていました。その後も半年後、さらに1年後とチェックを受け、赤はふくらはぎ周囲長だけの状態をキープしています。

　そして、この間に体重が5キロ増えました。フレイルに参加して一番よかったのは「やっぱり太れたことかな」と、松本さんは話します。

## 私が健康でいないことには……

　松本さんがそれほどまでに太りたかったのには、理由がありました。

　一つは、長男に障害があるからです。脳性小児まひで言語障害があり、6歳の頃から施設で生活しています。このほど還暦を迎えたそうです。「私が健康でいないと。この子より先には逝けませんから」と松本さん。

　もう一つは、その思いから体操などにも長年取り組み、肉も魚も食べていたにもかかわらず、なかなか太れなかったからです。ずっと40kgほどだったといいます。その背景には、苦労を続けた人生があるようです。

　夫は社長として電気工事の仕事をしていました。松本さんも家庭はもちろん、仕事も経理面などで支えてきました。夫が引退すると二男、三男が引き継ぎました。忙しくて余裕のない生活だったそうです。

　8年ほど前にその夫を亡くしました。さらに3年ほど前に二男まで亡くなりました。若い頃にはアスベストを含む粉じんの作業も経験し、肺を患って53歳での早逝でした。その間の入院・闘病のほか、自身も子宮がんが見つかり内視鏡手術で切除。これらがストレスになっていたようです。

　そうしたことがひと段落し、結果として「お父さんやお兄ちゃんには申し訳ないけど、時間的・精神的に余裕ができた」ことも奏功して太れたのではないか、と松本さんは自己分析しています。

　最近のある日も朝から昼までお茶会があり、それも「たいがい押し車の人に手を貸して行く」そうで、そのまま2時からの体操教室に参加、帰宅は4時半頃だったという松本さん。「いっしょにご飯食べない？」という友達も多く、「年齢じゃないですね。普段から体を動かしておかないと。私はよそに行って話をして元気をもらっています」との言葉が印象的でした。

➡ 茅ヶ崎市のフレイル予防の取り組みは85ページに掲載しています。

2-2-1 INTERVIEW

# サポーターも
# 社会参加として

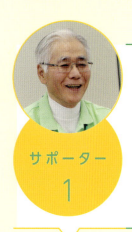

サポーター 1

石井龍兒さん　西東京市フレイルサポーター

　最年長は82歳という東京都西東京市のフレイルサポーターのなかで、石井龍兒さん（65）は若手のほうです。家と会社を往復する毎日から、サポーターとして市の全域に出かける生活に変わり、「さまざまな人と出会い、知らなかったことをたくさん知ることができました」と話します。

## 退職後は社会貢献を

　現役時代は長く営業畑を歩いた後、退職までの十数年、希望して会社の健康管理部門の仕事をしていました。そのため産業カウンセラーや健康管理士一般指導員の資格ももっています。退職後の人生についても「これからは社会貢献だよ。ボランティアも楽しいよ」と、いろいろな人からアドバイスがあったそうです。自身も「ただ家に引きこもっているだけではまずい」と考えるようになっていきました。

　そんな石井さんが退職してしばらくした頃、「西東京市でフレイルサポーターを募集しているよ。やってみたら」と声がかかりました。

　「勤めていると会社などから『あなたの健康を……』と言われ、いらぬお節介とも思いますが、退職すると自分で管理していかなくちゃなりません。そこに放り出されてみると、今度は自治体がお節介をしていくことも必要じゃないかと思いまして……」

　さっそく応募して、サポーター養成講座を受講しました。そこで石井さんは三位一体、特に社会参加について「こういう考え方もあるのか」と興味がわいたといいます。

　「人生経験豊富な方がチェックに来られて、いろいろな話をしていると、サポートしている我々のほうが、実はサポートされているんじゃないかと思えます。そして最近、なるほどこれが社会参加なのか、と感じています」

　石井さんもフレイルチェックを体験しました。滑舌と片足立ちが思ったほどできず、

いずれも青シールではあったものの意外だった、と話します。

「普段、家で夫婦2人だけですから、あまり会話がなかったのかなというのが実感ですね」

家に戻って2人で片足立ちをしてみると、妻は「簡単よ」とすんなりできたとか。以来、片足立ちは夫婦のコミュニケーションツールにもなり、滑舌も自宅で「パタカラパタカラ」と唱えるなど、日常生活のなかでフレイルを意識するようになったそうです。

## 多彩な人材に驚きながら

フレイルチェックの現場でサポーターには、解説したり計測したりフォローしたりとさまざまな仕事がありますが、誰もができるようにと役割は固定せずに順繰りにしています。石井さんは解説役の講師をするケースが多いそうです。なかには計測と計算をスムーズにできるよう、パソコンでエクセル用の簡

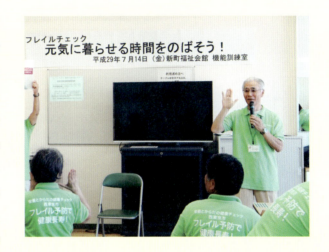

単なプログラムを作成した人もいて、それぞれの隠れた才能に驚くそうです。

「そういういろんな才能をおもちの方がサポーターとして集まってきています。西東京市は人材の宝庫だと思います」

ある会場では、遠くから1時間かけて歩いて来た88歳の人に出会いました。「どうしてですか？」と聞いてみると、「家の近くの会場だと歩く距離が短い。だから長く歩けるところを選んで来た」とのこと。さらにその人は、毎朝体操をしてダンベルを持ち上げるなど、常に健康に留意していると話し、その姿勢に学ばされたそうです。

「まだ新しい言葉ですが、フレイルはきっと市民に理解してもらえるのではないかと思います。全国的にどんどん広めていくのが飯島先生、我々の役目は裾野を広げることかなと思っています」

最近は民生委員も引き受けました。ますます忙しくなってスケジュール調整が大変ですが、サポーターをきっかけに、地域での石井さんの社会参加も広がっています。

→ 西東京市のフレイル予防の取り組みは92ページに掲載しています。

2-2-2 INTERVIEW

# 市民から行政にフレイル導入を持ちかけた

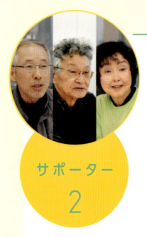

サポーター 2

**畠中美文**さん・**井口和彦**さん・**川合弘子**さん
和歌山県紀の川市フレイルサポーター

## 💬 市民と行政のコラボレーション

　畠中美文さん（66）は、和歌山県紀の川市のフレイルサポーターでつくるフレイルサポーター連絡会の会長です。

　「フレイルチェックは自分自身を客観的に見られるし、測定内容もこれまで経験したことがなくて新鮮です」

　と話します。現役時代は健康関係の仕事も経験し、健康については興味があったそうです。しかし60歳で定年退職した後は1年ほど、「何をしようか」と悩んでいました。

　その後、自治会の役員をして地域を回っていると高齢者に会う機会が多く、「ご高齢の方が元気に暮らせるようになればいいなあ」と考え始めました。その頃、役員仲間の井口和彦さん（70）からフレイルの話がもたらされました。

　タイムリーで、自分たちでできそうにも思えましたが、やはり市民だけで立ち上げるのは難しいからと、井口さんとともに行政に相談を持ちかけました。これが紀の川市での導入のきっかけになりました。

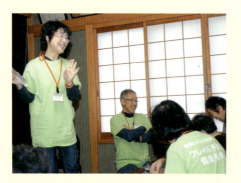

　「行政の担当者は話を聞いてくれて、理解と熱意がありました。やはりこうした取り組みで行政の力は大きいと思います。それだけに、市民と市役所の関係が密になっているのは、規模の大きい地域より紀の川市のような規模の市のいいところだと思います」

## 市民のためのつながりづくり

井口さんは、和歌山に元気シニア社会をつくるプロジェクトに参加していて、そこでフレイルの話を聞いたそうです。

「市民による市民のためのつながりをつくる取り組みだと思いました。自分だけではなかなか進みませんが、仲間といっしょならできると思いました。何か災害が起きたときでも地域のつながりがないと回りません。だからこれは絶対に必要で、自分自身も70歳なので待ったなし。紀の川市の財政を考えてもスピーディに手を打つべきだと思いました」

行政との相談で、サポーターの組織化に市民の力を発揮してほしいという話になりました。そのため、サポーター自身のつながりを生かして仲間を増やしています。

「一般にチラシ等で広く募集しても主旨が伝わりにくく、地域に入って行こうと思えば、フレイルサポーターについての理解だけでなく仲間意識が必要です。なので、サポーター自身のつながりが大事。同じ地域のなかで『あんた元気やからいっしょにやろう』と声をかけ、引きこもり気味の人にも『いっしょにやっていこう』と誘っていくと、サポーターの輪が広がりやすいです」

と井口さん。この点は畠中さんも次のように話しています。

「我々のように仕事をリタイアして間もない人は、まだまだ活力があり、何かしたいという気持ちが絶対にあります。フレイルサポーターはそんなに難しくなく、やりがいがあり、健康な人を増やすという大目標もあります。自らの健康増進にもなります。だから誘いやすいし、みなさんとても前向きです」

実際、地域でチェックをするだけでなく、フレイルの説明用に紙芝居を作ろうというアイデアが出て、連絡会に紙芝居部会をつくって製作しました。その後もウォーキング部会など、アイデアが出るたびに部会が増えています。

## 自分のためにもなり、参加者にも喜んでもらえる

川合弘子さん（65）は、近所の人に誘われて2期目のサポーター養成講座に参加しました。それまでフレイルという言葉は知らなかったそうです。

「フレイルは将来の自分の身に降りかかることだから、サポーターをすることは、自分のためにもいいと思ってやっています。来てくださった方にも大変喜んでもらえて、とてもやりがいがあります」

川合さんはいま、ふくらはぎの周囲を測るコーナーを担当し活躍しています。

➡ 紀の川市のフレイル予防の取り組みは111ページに掲載しています。

2-2-3 INTERVIEW

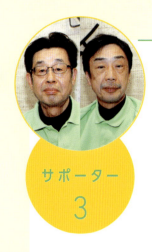

サポーター 3

# 新しいことをみんなで作っていくのは、やりがいがある

**小林範明**さん・**石井徹**さん
東京都杉並区フレイルサポーター

「フレイル予防事業に取り組むのは、東京23区では杉並区が初めてで、我々はその1期生のサポーター。ノウハウも決して十分ではありません。それをみんなで作っていくところにやりがいがありますね」

石井徹さん（64）の話に「それは言えるよね」と小林範明さん（66）も共感します。ともに東京都杉並区のフレイルサポーターです。

## フレイル講演会をきっかけに

サラリーマンだった小林さんは65歳で定年退職した後、自分に合った社会参加の方法を探して男の料理教室に参加するなど、今後の生き方を模索していたそうです。そんなときに区の広報でフレイル予防の講演会を知り参加しました。その講演会でフレイルサポーターが募集されたので、自分もしてみたいと応募したのが始まりです。

同じ講演会に石井さんも参加していました。石井さんは61歳で会社を退職後、介護予防、認知症予防を目的にしたウォーキングイベントを実施しているNPO法人などで地域活動してきました。杉並区の広報でフレイルという言葉を初めて知り、「介護予防や認知症予防と似ている世界で、強く関心をもった」ことから講演会に参加。やはりその場でサポーターに申し込みました。

杉並区ではサポーター養成講座のほか、サポーターが集まっての「自主トレ」も行っています。フレイルチェック後の反省会は、1時間半ほどに及ぶことも少なくありません。そのなかでさまざまな意見を出し合い、細かな動きも議論しています。

「みんなどんなことでも、言えばそれなりに受けとめてくれます。その積み重ねで、徐々にいいものになっていきます」

と小林さん。石井さんも「まさか1時間半とは思わなかった」と苦笑しますが、思いは同じです。

「みんな、いいものを作り上げていきたいという共通した気持ちのなかでぶつかり合っています。だからおもしろいし、他とは違う味も出せるんじゃないかと思います」

確かに杉並区のフレイルチェックイベントは独自の工夫も意欲的で、イレブンチェックと深掘りチェックの間には、準備体操を兼ねて体をほぐす体操も行っています。また、測定のたびに握力計の除菌も行われているほか、滑舌のチェックでは測定者がマスクを着用して、どうしても飛んで来る被験者のツバに対応しています。

## 健康に戻ることができると伝えたい

小林さんはフレイルについて、そのリバーシブルな点がいいと話します。

「やはりサポーターとして参加している以上は、自分もフレイルにならないようにウォーキングをしたり、何か社会参加をしたり、チェック項目にあるようなことを少しでもやっていかなくちゃと思います。そしてフレイルは、自分で気づいて何かをすることによって健康な状態に戻ることができる。そこがいいと思います。フレイルチェックで気づいてもらい、欠けている部分を改善できるような取り組みを、サポーターが紹介したりアドバイスしたりできるようになればいいと思っています。区で担当する健康推進課のみなさん、トレーナー、サポーターが集まっての"飲みニケーション"も取られるなど、楽しい雰囲気のなかでフレイルの活動に参加しています。仲間の輪も広がりました。サポーターになって大変よかったと思っています」

石井さんも次のように話していました。

「フレイルは、健康と介護状態の間という位置づけも、運動、栄養や口腔ケア、社会参加という三つ予防策もはっきりしていて、わかりやすいと思います。我々も単なる測定者じゃなくて、参加者とのコミュニケーションのなかでフレイル予防についての有益な情報を、具体的にアドバイスできるよう進化しなくちゃいけないと思っています。そのためには経験も積み、スキルもアップしなきゃいけない。ただ計って『何センチです』『何キログラムです』だけじゃつまらないですから……」

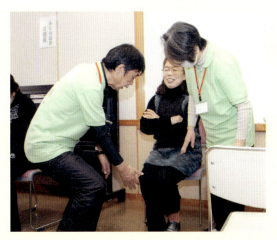

➡ 杉並区のフレイル予防の取り組みは101ページに掲載しています。

2-3-1 INTERVIEW

# 住民同士で取り組める すぐれたシステム

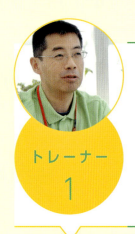

**トレーナー 1**

**窪田幸生**さん　東京都杉並区フレイルトレーナー・理学療法士

「住民同士で活動するところは、まさに私がやりたかったことでした」

窪田幸生さん（46）は、フレイルトレーナーを引き受けた理由をこう話します。杉並区内の民間病院に勤める理学療法士です。

## 💬 どうすれば続けてもらえるのか

リトルリーグから高校まで続けた野球で腰を痛めたことが、理学療法士になるきっかけだったそうです。理学療法士の叔父に現場を見学させてもらったことでいっそう興味が増し、道を決めたといいます。就職後は複数の病院で、急性期、回復期、終末期や地域の予防活動を含む生活期のリハビリを経験してきました。現在は地域リハビリが中心です。

仕事を続けてきて、窪田さんには常々気になっていることがありました。

どうすれば続けてもらえるのだろうか――。

外来でのリハビリも、なかなか続かない人が多いといいます。依頼されて地域に出張の講習や体操などに出かけることもありますが、その場はいいとしても、その後も継続されているかどうかはわかりません。このやり方をこのまま続けていていいのだろうか、もっと効率的な地域の活動はないのだろうか、と日頃から考えていました。

そんな折、杉並区のフレイル予防事業キックオフ講演会が飯島教授を迎えて開催されました。窪田さんはこのとき、フレイルへの関心から個人的に参加しました。そして、そこで聞いたフレイル予防のシステムに、とても心を惹かれます。

「たとえば食のことや体のことなど、それぞれの分野ごとには何かしていたような気がしますが、それを一つにしたような概念の活動はないに等しいと思います。そういう意味で、フレイルという柱になる概念が1本通った非常にすぐれたシステムだと思いま

した。しかも、住民の方が住民に教えていくスタイルは、私がずっと求めていたもので、すごくストンと落ちました」

## 地域の人たちの力を実感

フレイルトレーナーは、いわば飯島教授の分身です。事業初期の現在は、サポーターをしっかり支援していくことが主な仕事になります。

窪田さんには当初、手取り足取りのアドバイスが必要で「前途多難ではないか」と不安もあったそうです。しかしそれは、実際にフレイルチェックを開始するとすぐに払拭されました。

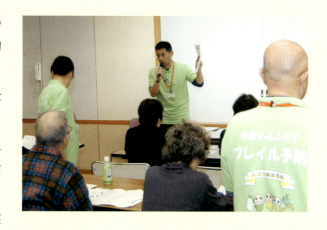

何よりも、参加しているサポーター自身が笑顔だったことが印象深く、楽しんでいることが伝わってきたといいます。もちろん測定も、注意事項を守りながらしっかりできていました。

フレイルチェック終了後の反省会も熱心で、サポーターからさまざまな意見が出ます。たとえばふくらはぎ周囲長の計測では、メジャーを斜め上や下から覗き込むと誤差が出るとの指摘があり、正面からまっすぐ見るべきことが確認されます。手足の筋肉量の計測では、スムーズに動いてもらうためにイスをどう配置すべきか、参加者が脱いだ靴をどうすればよいかなど、ホワイトボードに図を書きながらの議論になります。

そしてこれらをまとめ、誰がやっても同じようにできるようにと、サポーター自身の手で台本のようなマニュアルが作成されました。その内容にもさまざまな意見が出て、さらに練り上げられていきます。

「私や区の職員が気づかなかったことも、意見がたくさん出てきます。もちろん、サポーターのテキストもありますし細かくし過ぎてもいけませんが、自分たちでマニュアルを作るのはすばらしい。こうした姿を見て、地域の方たちの力はすごいと思いました」

と窪田さん。今後もサポーターといっしょに「あるべきサポーター像」を磨き上げていきながら、「最終的には、こういう会に参加してこない人たちを対象にしたい」と意欲的です。

➡ 杉並区のフレイル予防の取り組みは101ページに掲載しています。

2-3-2 INTERVIEW

# 簡単なチェックと人の輪を広げる仕組みがすごい

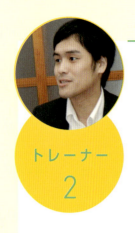

トレーナー 2

谷口和也さん　和歌山県紀の川市フレイルトレーナー

　和歌山県紀の川市でフレイルトレーナーを務める谷口和也さん（29）の前職は、大学の研究者です。教育学部で運動学を専門にしていました。

　もともとは若い人たちに運動を広げ、オリンピックなどアスリートと関わる仕事をしたいと思っていたそうです。ところが、大学院時代に担当教授が取り組んでいた介護予防の体操を手伝ったことから、シニアとの関わりが始まります。自らの祖父母世代の人たちが、少し弱っていても運動などを通じて3か月ほどで元気高齢者に戻っていく姿に、「これはすごい」とやりがいを感じたといいます。

　「僕はそういう、何かのためになることにやりがいを感じる性格だったので、どんどん取り組んでのめり込んでいきました」

## 人とつながっていくことで元気になっていく

　研究者時代、和歌山に元気シニア社会をつくろうという5年がかりのプロジェクトに参加しました。その最終盤に、東京大学で進めているフレイルの話が飛び込んできました。

　そのときに「ぜひやってみてよ」と、谷口さんに白羽の矢が立ちました。谷口さんはまず、東京大学に研修を受けに行きます。神奈川県茅ヶ崎市でも実地研修しました。サポーターの活躍も見て「これだ！」と思い、和歌山でもできると確信したそうです。

　「フレイル予防は社会参加、栄養、運動の三つが柱です。これまで僕が見てきたなかでは体操だけ、認知症教室だけの単発ばかりで、三つ揃ったものはありませんでした。フレイル予防事業はそれを簡易にチェックでき、既存の事業を活性化させることができ

ると思っています。しかも住民で支え合いながら取り組めるところがすごいと思います」

健康づくりで谷口さんが注目するのは人の輪です。「人の輪をつくってください。それが健康につながります」と、どこでも強調しているといいます。

「研究で地域に出て、多くの高齢者から話を聞いてきました。そのなかで、人と人がつながっていくことで元気になっていくのが目に見えてわかります。また、健康に興味のない方を引き込むことがすごく重要だと思っています。それができるのは、友達からの声かけです」

フレイル予防事業では、サポーターが元気な高齢者に声をかけてサポーターを広げ、参加者も「チェック受けてよかったよ」とまた参加者を広げていけます。「この2方向から広げていくことができるシステムが必要」と話します。

## 地域のマンパワーもすごい

紀の川市で導入する際に大きな役割を果たしたのは、同じプロジェクトに参加していた同市在住の井口和彦さんでした。現在フレイルサポーター連絡会の会長を務める畠中美文さんとともに、行政に導入を働きかけました（62頁参照）。

導入後は、1回目の飯島教授に続いて2回目のサポーター養成講座の講師を担当したほか、可能な限りフレイルチェックの現場にも足を運んでいます。

こうしたなか谷口さんは、井口さんをはじめ地域の人たちとの出会いが印象深いと話します。

「お金のためでなく、地域のため人のためにいろんな情報を吸収して発信し、行動に移せる人がいる。そういうマンパワーがすごいと思います。だから僕も、仕事というイメージではありません。そういう人たちとともに1人でも多くの元気なシニアが増えて楽しくなれば、という想いで取り組んでいます」

現在は研究職を辞し、フレイル・介護予防コンサルタントとして健康長寿社会をめざすNPO法人に在籍するほか、自身でも学習塾を経営しています。フレイル予防事業は紀の川市の隣のかつらぎ町でも取り組みが始まっていますが、さらに多くの自治体に広げていこうと意欲的に活動しています。

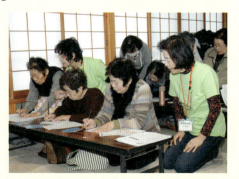

➡ 紀の川市のフレイル予防の取り組みは111ページに掲載しています。

## 2-4-1 INTERVIEW

# 笑顔が見られる事業だから楽しい

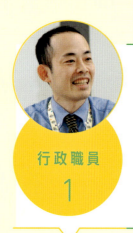

行政職員 1

徳丸　剛さん　西東京市健康福祉部高齢者支援課

　東京都西東京市職員の徳丸剛さん（35）は「フレイル予防事業が本当に楽しい」と話します。フレイルサポーターらからは「ミスター・フレイル」と呼ばれているそうです。
「いや、自分が三位一体で"虚弱"を体現しているみたいだからと……」
　と徳丸さんは笑いますが、同市のフレイルチェックの取り組みはもちろん、要望に応じて開催する出前講座にも土日をいとわず顔を出すほか、サポーターが市外に出かけるときも同行するなど、仕事レベルを超えてひときわ熱心です。
　実際、サポーターから「市の職員が一生懸命取り組んでいるのがわかるからオレたちはやってるんだ。事業をこなすというような態度だったらこっちもそこまで力を入れなかった」と言われた言葉が耳に残っているといいます。

## 💬 市民と直接ふれあえる部署で

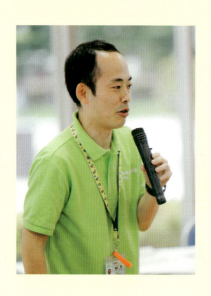

　徳丸さんにとっての原点は、研修で出会った千葉県柏市のフレイルチェックでした。
「サポーターさんや市民の方たちの生きいきとした顔が、すごく印象に残りました」
　それまで主に庁内の管理部門ばかりで、市民とのふれあいは少なかったという徳丸さんが、現在の部署に移って最初の夏のことです。西東京市は転居などによる住民の流動性が高く、高齢部門としても地域づくりに何か手立てが求められていました。同行した部長とも「これはすばらしい！」と一致。それがその年の暮れ、都内で初めて締結

した東京大学高齢社会総合研究機構との連携協定につながりました。

　2017年度から実際にフレイル予防事業を始めると、その思いはますます強くなりました。

　「参加した人たちから、わざわざ尋ねなくても『受けてよかった』という感想が聞かれます。本当に楽しんで受けてもらっているのだと思います。サポーターさんも熱意をもってやってくださっています。市民の方と窓口でのつきあいもなかった私が、初めていっしょにやってみて、市民の方々の力は本当にすごいと感じました。その方々と仲間になれていると感じられて、すごくやりがいがあります」

　こうした思いがさまざまな工夫の力になっています。その一つが、2回目のフレイルチェック日程などを忘れないためのカレンダー配布です。高齢者は手帳を持ち歩くことも少ないことや、高齢者は入手機会が減るからカレンダーは喜ばれる、などと聞いて検討したもの。配るだけでなく、フレイルチェックで使う赤青シールを該当日欄に貼ってもらいました。

　それらが、約7割という2回目のリピート率や、赤シールが減った人の割合の高さなどの結果に結びついているようです。そして市役所内でも、フレイル予防事業への認識・理解が次第に広がりつつあるそうです。

## 笑顔の輪も広がる

　ある日のフレイルチェックの日、たまたまその日が誕生日の80代の参加者がいました。最後の振り返りの後、「今日、誕生日の方がいらっしゃいます」とサプライズでプレゼントをしました。握力を鍛える簡単な“にぎにぎボール”です。「最近ずっと、祝ってもらったことがなかった」とすごく喜ばれ、あたたかい笑顔につつまれたことが印象に残っているそうです。

　「みなさんの笑顔を見られるからそこに行きたい。だから“やらされている感”はありません」

　徳丸さん自身の笑顔も、参加者の笑顔につながっているそうです。同市のサポーター・石井龍兒さんも次のように指摘しています。

　「同じ目線で接してもらえるので、我々サポーターも助かっているんです。行政というとどうしても上から目線になりがちですが、そうじゃなくてホントに同じ、これまで何十年もつきあってきた仲間のような感じですから」

➡ 西東京市のフレイル予防の取り組みは92ページに掲載しています。

2-4-2 INTERVIEW

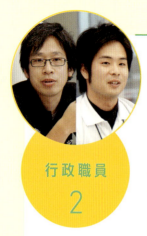

行政職員 2

# どう活かすかを見出す姿勢が生んだ最良の方策

### 田村隆明さん・原井祐弥さん
和歌山県紀の川市福祉部高齢介護課

　紀の川市高齢介護課副主任の田村隆明さん（35）は、市内の病院から同課に出向している理学療法士の原井祐弥さん（31）らとオリジナルの「紀の川 歩(てくてく) 体操」を創作し、ひざや腰に痛みを抱える高齢者に普及する活動に取り組んでいます（110頁参照）。

## 💬 第一印象は「ピンと来なかった」

　フレイル予防事業の話が持ち込まれたとき（62頁参照）、初めて聞いたフレイルについては「ピンと来なかった」のが田村さんの第一印象でした。多くの行政マンにとってもそれが現実ではないか、と田村さんは推測します。

　けれども、無下に断るのもはばかられます。

　「地域の人たちがいらして『こういうことをしたいんやけど、いっしょにできないか』という話になったとき、僕らに断る理由は一つもないわけです」

　そこで田村さんが、話の中から何が活かせるかと考えて見出したのが、ボランティアのフレイルサポーターでした。

　紀の川市には少し広域単位で設置されている公民館（コミュニティセンター）のほか、集落ごとなどに集会所が設置されています。「紀の川 歩(てくてく) 体操」は特に、対象となる高齢者の状態を考慮し、歩いて行ける身近な集会所に自主的に集まって、週1回実施するグループを立ち上げていく取り組みでした。

　集会所は市内に約250～300か所、対象高齢者は約15,000人、担当する市のスタッフは4人です。2年ほど取り組んできてグループは当時35か所ほどでした。これをさらに広げ、サポーターとともに「紀の川 歩(てくてく) 体操」を活用した地域づくりができるかもしれな

い──、と田村さんは考えたのです。

そこで、すでに体操を実施しているところ、これから取り組もうとしているところにフレイルチェックを組み込んでいきました。すると、フレイルチェックはアセスメントであり効果測定になると気づきます。

「イレブンチェックでは運動不足にチェックをする方が多く、日常的に何をすべきかに気づいていただきやすくなりますから、健康イベントにイレブンチェックを加えることで、自発的にフレイル予防活動に取り組めるきっかけづくりになります。結果的に、行った先ではほぼ100％『紀の川　歩(てくてく)　体操』の拠点が立ち上がっています」

それらの現場で、サポーターが生きいきと活動する姿や参加した高齢者の満足そうな顔を見て田村さんは、フレイルに抱いた第一印象も変わってきたそうです。

「いい事業だなと率直に思うようになりました。これからはフレイルチェックに加え、サポーター発信の健康イベントの開催や地域づくりへの参画など、多方面に活躍いただけるようバックアップできればと思っています」

## 💬 的確なアドバイスでサポート

「紀の川　歩(てくてく)　体操」の現場で理学療法士として体操指導や相談、評価などを担当する原井さんは、フレイルチェックにはアドバイザー的な役割で関わっています。

たとえば、深掘りチェックで比較的できない人が多い片足立ち上がりについて、原井さんはサポーターに次のようにアドバイスしました。

「浅く腰掛けて、かかとを引いて、まず両足で立ってもらいます。その感覚を覚えてもらい、次に片足で立ってもらってください。頭が膝より前に出ていないとお尻は上がりませんから」

この説明なら聞いただけで立てそうな気がします。もちろんできなくても悪いことではなく、そのことで何を始めるかがとても大切なところです。

「何もしなければ変わりませんから、フレイルチェックをきっかけにその後の生活をどう変えていくのか、チェックや"てくてく"の結果を評価・分析しているところです」

個々の治療中心の病院業務から、広く地域住民の健康づくりを考える仕事に変わった原井さんにとって、それはやりがいのある新たな挑戦のようです。

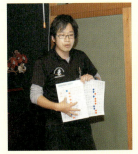
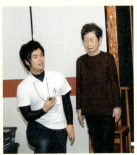

→ 紀の川市のフレイル予防の取り組みは111ページに掲載しています。

# 第 3 章

## ここまできた フレイル予防事業

――各地からの報告

**1 ── 千葉県 柏市**　　CHIBA Kashiwa City

# いつの間にかフレイル予防が
# 実現できる街へ

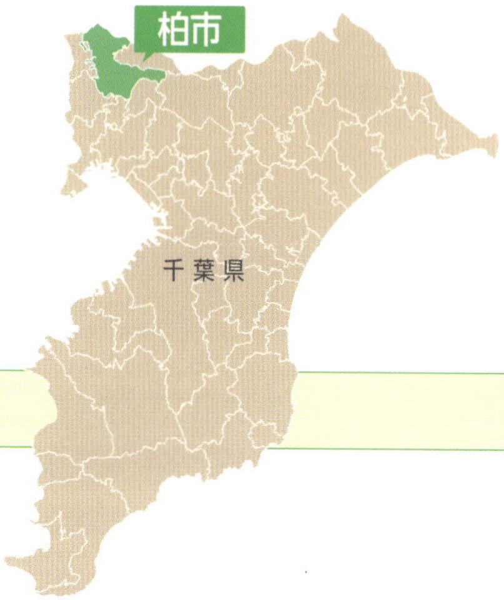

柏市

千葉県

## 1　柏市の概要

　千葉県柏市は、東京都心から東北に約30kmの距離にあります。東京のベッドタウンとして高度経済成長期に急激に人口が増加し、現在は42万人を超える中核市です。

　手賀沼や利根川に代表される自然と市の中央部にあるJR柏駅周辺を中心とした商業施設による賑わいが折り重なり、近年はつくばエクスプレスの開業と合わせ、東京大学や千葉大学を中心とした先進的な学術の街としての注目も集まっています。

　柏市の65歳以上の高齢者は104,967人（2017〈平成29〉年10月1日現在）で、高齢化率は25.25％です。全国平均27.7％を2.45ポイント下回っており、高齢化は全国水準より進んでいません。しかし今後、2021年には後期高齢者数が前期高齢者数を上回り、2025年には高齢化率が27％になると見込まれています。

　また、2017年10月1日現在の要介護認定率は15％ですが、2025年には22.9％に達すると予測されています。

## 2　きっかけは市内での大規模調査

　柏市は2009（平成21）年、東京大学高齢社会総合研究機構（IOG）とUR都市機構（UR）とともに「柏市豊四季台団地高齢社会総合研究会」を設置しました。翌2010（平成22）年には三者協定を締結し、URが行っている「豊四季台団地」の建て替え事業と連動して、当該団地およびその周辺をモデル地区とした「長寿社会のまちづくり」プロジェクトに

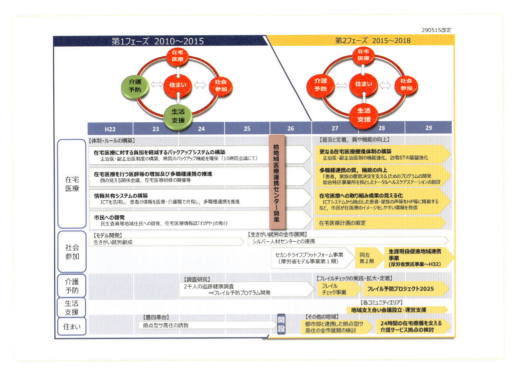

図1　柏市豊四季台地域高齢社会総合研究会　第1フェーズから第2フェーズへ

取り組んでいます（図1）。

　このプロジェクトでは「いつまでも元気で活躍できるまち」「いつまでも安心して暮らせるまち」の二つをテーマに、「生きがい就労」「在宅医療の推進」などを進めてきました。

　この取り組みのなかで、IOGが2012（平成24）年から2014（平成26）年、65歳以上の柏市民約2,000人を対象に「健康とからだの栄養増進調査」を実施しました。これはその後も追跡調査され、それを分析した結果から「フレイルチェック」が誕生しました。

　柏市としては、柏市民の健康状態のデータにもとづいたチェック項目であることから、これを市民の健康づくり・介護予防の取り組みにつなげたいと考えました。そこで、フレイルチェックを活用した取り組みを三者協定の項目に追加し、重点的に進めていくことにしました。

　一方、柏市では1998（平成10）年頃より、地域ぐるみで支えあうまちづくりを推進するために、町会・自治会単位でのふれあいサロン活動の創出・支援を重点的に実施してきました。現在市内に約200か所のサロンが活動をしていますが、これは市内の約7割の町会・自治会に該当します。歩いて行ける身近な場所でのこの活動に、フレイルチェックを活用しようと考えました。

## 3　フレイルチェックを開始する前に

　2014（平成26）年度下半期に、フレイルチェックの進め方についてIOGと介護予防センターのスタッフで検討を始めました。そのなかで、「介護予防センターが年に1回実施していた体力測定をフレイルチェックに置き換える」という介護予防センターでの開催と、「地域のサロンの活動支援の一環としてアウトリーチ型講座のメニューに加える」という二つの方法については、早い段階で方針を決めていくことができました。

　そのタイミングで、ある地域のサロンの協力を得て試行的にフレイルチェックを実施しました。これにより、現在のフレイルチェック講座の原型を構築することができました。

　また同じ時期に、地域包括支援センターから「体操を週1回実施している自治会から、効果測定のために体力測定をやりたいと依頼が来ている」との情報が入り、その自治会でもフレイルチェックを導入することになりました。

　このような試行を行いながら、市の介護予防事業として「介護予防グループ支援事業の1メニューとして位置づける」ことを決め、2015（平成27）年度より開始しました。さらに2016（平成28）年度には「介護予防センター（市内2か所）が毎月1回実施」「地域包括支援センター（当時9か所）が、市内20のコミュニティエリア（ほぼ中学校区）で年1回以上実施」という、現在の実施形態を確立しました。

　また、専門職能団体（歯科医師会、リハビリ連絡会、栄養士会等）ともフレイル予防の概念およびチェックの内容について共有を図り、各種介護予防講座とチェック講座が連動するような調整を行ったほか、地域包括支援センター主催の講座で、ハイリスク者を発見した際のフォローについての流れを構築するなど、体制整備を進めました。


## 4　実際にフレイルチェックを開始して

　2015年度はアウトリーチ型のフレイルチェック講座を計27回、613名に実施しました。2016年度はアウトリーチ型に加えて定点型を位置づけ、計42回、843名に実施しました。

　このうち、フレイルチェックを2回以上受けたリピーター180名について、1回目と2回目のチェック結果の変化を見たところ、ほぼすべての項目で「維持」できていたことが確認できました。

　また同じリピーターへのアンケート調査にも、7割の参加者が「フレイルにならないように気をつけるようになった」と答え、栄養と運動に関する行動変容が起こったとの

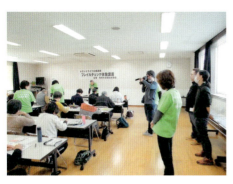
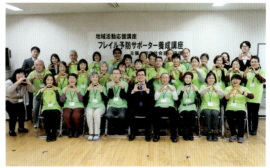

回答も6割にのぼりました。

　併せて「フレイル予防サポーター養成講座」を、2015年度に1回、2016年度と2017（平成29）年度はそれぞれ2回開催しました。講座受講者は112名、うちサポーターとして活動する人は104名になりました。

　2017年度にはサポーターの連絡会も発足し、サポーターへの支援とフレイル予防の推進に取り組む「フレイル予防トレーナー」も育成を開始しました。

## 5　柏市の取り組みの特徴

　「フレイルチェック発祥の地」である柏市では、「柏市フレイル予防プロジェクト2025」として「概念図」（図2）にもとづき、次の三つのポイントで取り組みを推進しています。

❶「市民一人ひとりの気づき・自分事化」
❷❶で気づいた人が「フレイル予防のためのさまざまな活動に参加しやすい地域づくり」
❸さらには「生活の中でいつの間にかフレイル予防が実現できるまちづくり」

　「フレイル予防プロジェクト2025」の推進にあたっては、地域活動を進める市民、医療介護の専門職、行政で構成する「フレイル予防プロジェクト2025推進委員会」（図3）を設置し、市内の先進的な取り組みなどを共有しながら、地域ぐるみで行うフレイル予防の推進について検討しています。

　まずは「フレイル予防」を広く知ってもらうための象徴的な取り組みとして、上記①の気づきを促すためのフレイルチェックを多くの市民に経験してもらうことが必要であ

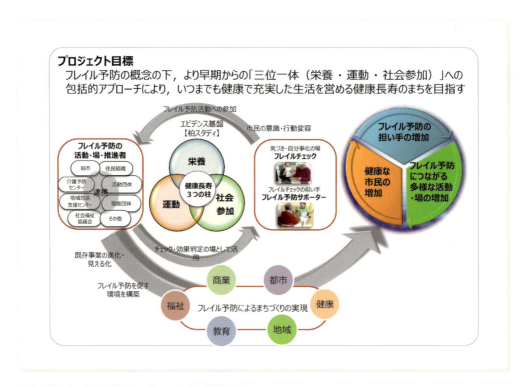

図2 柏フレイル予防プロジェクト2025概念図

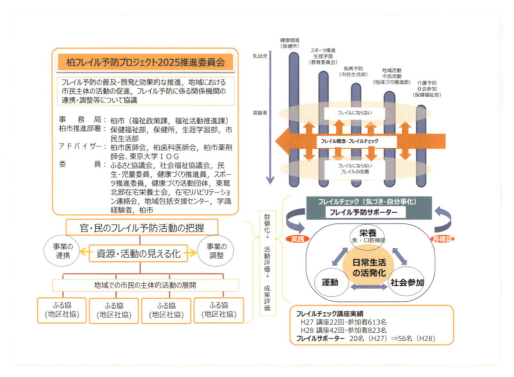

図3 柏フレイル予防プロジェクト2025

ると考えています。

## 6　フレイルチェックで意識変容を実感

　先述のリピーターへのアンケート調査により、フレイルチェックを定期的に実施するだけでも、意識変容や行動変容への効果が得られそうだとわかりました。

　また、既存の活動（サロン活動や、自ら取り組んでいる運動・趣味・社会参加等、あるいは日常生活そのもの）の効果測定や評価の役割を担うことができるのが、これまでの介護予防事業との違いであると感じました。

　地域では、今後の高齢化を見据え、地域住民同士のつながり・交流の場としての居場所づくりや見守り支え合うための環境整備を進めていますが、フレイルチェックを用いることで、これらの取り組みの効果・評価にも活用していきたいと考えています。

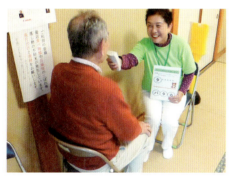
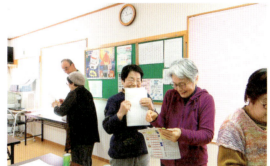

## 7　今後の課題と展望

　2016（平成28）年に実施した「健康とくらしの調査」によると、柏市は特に「70〜74歳」の層で、大規模市平均と比較して「スポーツの会」「趣味の会」「ボランティア」「学習・教養サークル」の参加者割合が、いずれもとても高いという結果です。また、「要介護リスク」や「転倒リスク」も低いというデータが出ています。

　社会参加の機会や場所は多いと思われますが、情報を一元的に集約できていないため、市民が「フレイル予防」に積極的に取り組みたいと思ったときに、活動できる場所の紹介が十分できていないという課題があります。

　いわゆる従来の「介護予防講座」は、関心のある人が集まっている傾向もあります。

それだけではなく、地域で行われている住民主体の活動や民間が開催する活動なども含めて地域ごとに情報を集約し、情報提供を行うための仕組みをつくることが、市民のニーズとも合致していると考えます。

さらには、関心が薄い人たちのためにも、日常生活のなかで行うさまざまな活動そのものが「フレイル予防」になるように、スーパーやコンビニなどの商業部門や、外出促進・支援がされているまちの構造などの都市・交通政策部門なども巻き込んで、フレイル予防に効果的なまちづくりを進めることが必要だと考えます。

柏市ではフレイル予防の取り組みを、今後、高齢化が進むまちづくりの重点事業の一つとして第5次総合計画にも位置づけ、庁内の関係部門が連携し、推進していく方針です。今後は、モデル地域で重点的にフレイルチェックを推進し、健康づくりや社会参加のための居場所づくりを進め、その成果を市内全域に波及させたいと考えています。

「すべての高齢者が、その人らしく、住み慣れた地域で安心していきいきと暮らせるまち　柏」の実現に向けた流れのなかで、フレイル予防の取り組みはもっとも上流の活動です。引き続き「フレイル予防」の周知・啓発と健康寿命の延伸をめざして取り組んでいきます。

（吉田みどり／柏市保健福祉部福祉政策課長）

KANAGAWA Chigasaki City　神奈川県茅ヶ崎市 —— 2

# フレイル予防の全国展開を
# めざす先駆者の
# 一翼として

神奈川県

**茅ヶ崎市**

## 1　茅ヶ崎市の概要

　茅ヶ崎市は、東京から西に50km余りの神奈川県中南部に位置します。東は藤沢市、西は相模川をはさんで平塚市、南は海岸線約6kmに及ぶ相模湾、そして北は寒川町と接しています。面積は35.76k㎡（東西6.94km、南北7.60km）、周囲は30.46kmに及んでいます。現在、人口243,375人、高齢化率は25.8％（いずれも住民基本台帳／2019〈平成30〉年4月現在）です。

　四季を通じて温暖な環境で、明治から昭和初期にかけては湘南の別荘地、保養地といわれてきました。また東京、横浜への交通の利便性や海、里山など恵まれた自然環境を背景に高度成長期やバブル経済期に人口が増加し、急激な都市化が進みました。しかし、2020年をピークに人口は減少していくと推計されています。

　人口構成を見ると、生産年齢人口が減少していく一方で、65歳以上の高齢者が増加する傾向にあり、2060年には高齢化率が36.7％となり、市民の3人に1人以上が高齢者になると見込まれています。

## 2　豊かな長寿社会に向けたまちづくり

　市はこれまで、高齢者福祉計画・介護保険事業計画等にもとづきさまざまな事業を進めてきましたが、それだけでは十分な対応とは言い難く、さらなる高齢化への対応を図り、次代を見据えた仕組みの構築を進めていくことが必要となっていました。

　そこで、超高齢社会や少子高齢化のなかで持続可能なまちをめざすために、有識者のアドバイスを受けながら、2015（平成27）年2月に「豊かな長寿社会に向けたまちづく

り基本方針」(以後、基本方針) を策定しました。これにより団塊の世代が全員後期高齢者となる2025年を一つの節目と捉え、「元気で、自分らしく、生涯暮らせるまち 湘南茅ヶ崎」を豊かな長寿社会の将来像として設定し、まちづくりを進めています。

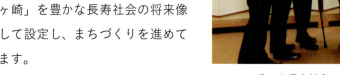

豊かな長寿社会コンソーシアムの設立

フレイルチェックの取り組みは、基本方針の「健康増進と虚弱化予防事業」として位置づけています。2015年度に神奈川県のモデル事業としていち早く導入し、2017(平成29)年度から市の事業として引き続き取り組みを推進しています。

基本方針に掲げた豊かな長寿社会を実現するためには、産学官民が連携し、各々がもつ知恵や能力を出し合いながら、必要な民間サービス、市民活動を創出していく必要があります。そこで、市民生活の向上、産業の振興などを目的として、2015年3月に豊かな長寿社会コンソーシアムを設立しました。

ここでは、東京大学高齢社会総合研究機構、文教大学、慶應義塾大学SFC研究所、茅ヶ崎商工会議所、茅ヶ崎医師会が協定会員、さらにはコンソーシアムの趣旨に賛同し、豊かな長寿社会の実現に向けて自主的な取り組みを行おうとする団体や個人が登録会員となっています。

健康寿命の延伸や医療・介護にかかる費用等の社会保障費の抑制を図ることが喫緊の課題となっていますが、その課題解決に向けては、行政だけでなく、多様な主体がそれぞれの知見・技術を活かしながら効果的な連携を行い、全市的な取り組みとして進めています。

## 3　フレイルチェックの展開

### 1 フレイルサポーター養成講座の実施

市民ボランティアであるフレイルサポーターは、市の広報紙やホームページで募集をするとともに、すでに市の事業でボランティア活動をしている人たちを中心に声をかけ、26名でスタートすることになりました。

第1回目のフレイルサポーター養成研修は、先行してフレイルチェックを実施していた千葉県柏市のサポーターを交えながら2日間の日程で行われました。フレイル予防の意義や目的などを理解するとともに、実際にフレイルチェックを体験し、測定方法などの実技研修も行いました。

　この研修により、サポーター自身がフレイル予防研究の一員としての社会的な意義を感じ、自身のやりがいはもちろん、柏市のサポーターとの地域間交流も生まれ、さらには全国展開をめざす先駆者としての意識も芽生えたのではないかと思います。

## 2 フレイルチェックの広報

　フレイルチェックを導入した2015（平成27）年度当初は、現在に比べて「フレイル」という言葉がまだまだ浸透していませんでした。広報紙の特別号で飯島教授のコメントとともに「指輪っかテスト」を掲載して大々的に広報を行ったり、担当職員が市のさまざまな介護予防教室などに出向いて事業のＰＲをしたりと、地道な広報活動を行いました。

　なかでも参加者を増やすために工夫した取り組みの一つは、民生委員を対象にしたフレイルチェックでした。民生委員にフレイルチェックを体験してもらい、その内容とフレイル予防の重要性を知ってもらうことで、地域で見守りをしている高齢者をフレイルチェックに誘導してもらうことを期待したものでした。

　さまざまな広報活動の結果として、2015年度は7回実施し192名、2016（平成28）年度は10回実施し359名に参加してもらうことができました。2017（平成29）年度からは、市内各地区に設置している公共施設でフレイルチェックを実施し、市内全地域を網羅しています。

　フレイルチェックの対象者は65歳以上の高齢者ですが、徐々に心身が衰え始める75歳以上が受講者の7割近くを占めている状況から、フレイルチェックをより多くの市民に浸透させるには、自宅の徒歩圏内にある公民館や地域集会施設などの身近な公共施設で実施することが有効であると考えています。

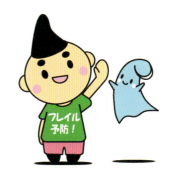

### 3 フレイルチェック実施

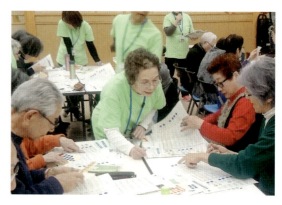

　2017年度でフレイルチェック導入から3年が経過し、ようやく軌道に乗り始めました。当初からねらいとしていた「市民のための、市民の手による」フレイルチェックが展開されています。平均すると毎回30名前後の市民が受講し、フレイルサポーターとともに楽しみながら、赤青シールを貼ることで自身のちょっとしたフレイルの兆候についての「気づき」の場になっています。

　これまでは自分の健康状態について、人間ドックなど病院での専門的な検査以外では、なかなか知る術がありませんでした。フレイルチェックでは、「栄養（食と口腔）」「運動」「社会参加」の三つの観点から自身の心身の状況を客観的に把握することができます。

　そして最も重要なのは、受講者自身の「気づき」からウィークポイントの改善へと「行動」を促すことです。その行動変容への支援として、フレイルチェックが終わった後に、フレイル予防ハンドブックを活用しながら、毎日の生活のなかで健康長寿を実現するためのポイントをわかりやすく解説するほか、市や民間団体が行っているイベントや運動教室、栄養講座などのフレイル予防に関するさまざまな情報を冊子にして配布し、積極的な参加を推奨しています。

　また赤シールが多く、改善へ向けた相談を専門家に個別に希望する人には、地域包括支援センターにつなぐ取り組みを行っています。

　実際、フレイルチェックを受講した後に、「毎日の食事に硬い物を取り入れるようになった」という声や、スポーツクラブや市の介護予防教室へ通い始めて「ずっと青シールを維持できている」「赤シールから青シールに変化した」といったリピーターの声も聞かれます。単なる健康チェックに留まることなく、受講者の意識の変化や行動変容へとつながり、一定の効果をもたらしていると考えています。

### 4 フレイルチェック出張講座の開催

　フレイル予防の周知啓発のため、指輪っかテスト、イレブンチェックを中心とした1時間のプログラムで出張講座を行っています。

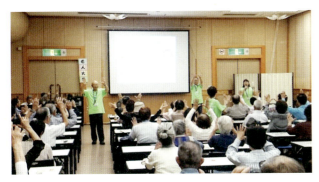
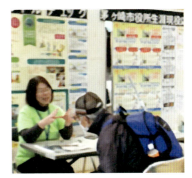

フレイルチェック出張講座　　　　　　大型商業施設での啓発活動

　これは、市が行っているフレイルチェックに参加することは難しいが、自分が定期的に参加しているサロンで行うなら参加できるなど、より幅広い層にアプローチできる有効な手段と考えています。もちろん、もっと自分の身体の状況を深掘りしてみたいという人は、市のフレイルチェックに案内する相乗的な取り組みになっています。出張講座は、地域サロンの代表者などにも広報し、さらに広げていきたいと考えています。
　また、「フレイル」という言葉をより多くの市民に知ってもらうために、集客力のある大型商業施設のスペースを借り、指輪っかテストや体組成計を使った筋肉量の検査を行い、それをきっかけとしたフレイル予防の普及啓発やフレイルチェックへの誘導に取り組んでいます。

## 5 専門職との連携

　2017年3月に医師、歯科医師、薬剤師をはじめとした専門職を対象にしたフレイル予防の講演会を開催しました。市民の健康寿命を延伸していくためには、専門職との連携は欠かせません。
　講演後のアンケートを見ると、「フレイルという言葉は知っていたが、その内容は知らなかった」「言葉も内容も初めて知った」が全体の約40％、「茅ヶ崎市でフレイルチェックを実施していることを知らなかった」は全体の約50％という結果でした。専門職への普及啓発をさらに進めていくと同時に、フレイルチェックで赤シールが多い人たちに対する専門職としてのフォロー体制の構築が今後の大きなカギと考えています。
　また、赤シールが多い人から相談があった場合、現在は地域包括支援センターに依頼して改善へ向けたアドバイスをしてもらうよう連携していますが、「オーラルフレイル」予防に向けての歯科医師との連携など、徐々に裾野を広げていくことが必要と感じています。

## 4 フレイルチェック導入による行政内部の変化

運動機能を維持し低下を予防するための転倒予防教室や食生活改善のための栄養教室など、高齢者の虚弱化予防のための事業はこれまで、高齢者福祉を所管する部局や市民の健康増進を所管する部局などがそれぞれ実施してきました。しかし、部局を越えて有機的なつながりをもちながら実施するという点では希薄でした。

基本方針を策定し、フレイルチェックの導入を契機として、企画部門を中心とした庁内横断的なプロジェクトチームを組織し、さまざまな意見交換を行うことで、スムーズな連携につながったものと考えています。

## 5 市民サポーターによる市民のための「フレイルチェック」

### 1 サポーターによる進行とブラッシュアップ

フレイルチェックを円滑に運営していくためには、フレイルサポーターの存在が欠かせません。現在は、シニアを中心としたボランティアで構成され、30名を超えるフレイルサポーターが現場で活躍しています。

サポーターは、会場の設営から撤収、機器を使った各種測定など全体の進行をすべて担っています。進行にあたっては、どのように伝えれば受講者へフレイル予防の重要性を理解してもらえるかなどの視点に立ち、意見交換やロールプレイをしながらサポーター自らが進行台本を作り上げています。

メンバーは、高齢者の体操指導をしている人や歯と口の健康づくりボランティアをしている人など非常に多彩で、それぞれの知識や経験を活かしながら受講者にアドバイスしています。平均年齢は65.3歳と受講者と比べて大きな隔たりがないため、受講者の立場に寄り添いやすく、サポーター自身も楽しみながら運営に参加しています。

フレイルチェック終了後は毎回ミーティングを行い、運営のよかった点や改善すべき点について振り返り、次回へのブラッシュアップにつなげています。さらに年に数回、サポーターが一堂に会して意見交換を行い、情報共有などを行うことで、チームとしての一体感を醸成しています。

### 2 支えられる側から支える側へ

　シニアを中心としたフレイルサポーターは、支えられる側ではなく、支える側として活躍しています。フレイルチェックにサポーターとして参加することが、自身の健康への意識の向上だけでなく、地域に貢献したいという気持ちに変化するなど、やりがいや生きがいにつながっているようです。

　最近では「市の主催事業だけでなく、自分が住んでいる地域で自主的にフレイルチェックをやってみたい」という声もサポーターから寄せられるようになり、その要望に対応すべく枠組みを検討しているところです。

　また、フレイルチェックが浸透するには受講者やフレイルサポーターによる口コミが非常に重要であり、リピーターの獲得には「また行きたい」と思わせる魅力ある雰囲気づくりが重要です。行政としてもこれらを、サポーターとともに試行錯誤しながら作り上げていきたいと思います。

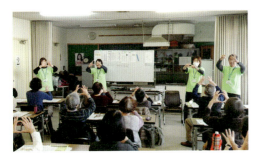
サポーターによるフレイルチェック

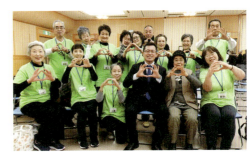
飯島教授の講演会を終えて

## 6　超高齢社会に対応した事業展開へ

　茅ヶ崎市でもフレイル予防の重要性についてさまざまな発信をしていますが、実情としては浸透に時間を要しています。高齢者の数はますます増えていく傾向にあり、今後は行政だけでなく、たとえばスポーツクラブや介護予防事業者など民間事業者との連携・協力を行い、全市的な取り組みとして超高齢社会に対応した事業展開が必要になってくるものと考えています。

　フレイルチェックが全国のさまざまな地域で展開され、高齢者が気軽に参加し、自身の健康への気づきの場として定着していくことで、1人でも多くの方々が健康長寿への意識を高め、いつまでも元気で自分らしく暮らせるよう期待したいと思います。

（古賀正明／茅ヶ崎市企画部企画経営課）

**3** —— 東京都西東京市　　TOKYO Nishi-Tokyo City

# フレイル予防を起爆剤にした新たな地域づくりへの挑戦

西東京市

東京都

## 1　西東京市の現状

### ◼ 市の概要

　西東京市は、2001（平成13）年に旧田無市と旧保谷市が合併して誕生しました。都心から20km圏で区部に隣接しています。市の面積は15.75㎢（東西4.8km、南北5.6km）、人口密度は区部を除く東京都多摩地域で2位の過密さです。

### ◼ 市の課題

　人口は20万1,292人（2018〈平成30〉年4月1日現在）です。今後、団塊の世代が75歳以上となる2025年には人口が減少する一方、高齢化率は25.1％に増加します。そのうち75歳以上の後期高齢者の占める割合は58.2％と予測しており、急激な高齢化と単独世帯数の増加、認知症高齢者の増加への対応が求められています。

　また、地域活力の低下や地域コミュニティの衰退なども懸念され、地域コミュニティの再構築が求められています。このため、多世代にわたり健康で生きいきと暮らすためには、心と体という保健医療の分野にとどまらず、社会や経済、住まいや教育など行政のあらゆる分野における健康水準の確保が課題になっています。

### ◼ 市全体の目標

　これらの課題を踏まえ、西東京市では、「健康」応援都市の実現を戦略の機軸に位置

づけ、2014（平成26）年7月にWHOが提唱する健康都市連合に加盟しました。2016（平成28）年3月には、行政サービスを提供する職員の働き方改革の一環として、市と職員労働組合で「健康な職場環境を目指す健康市役所」宣言を締結。さらに2017年5月には、市長、管理職が「『健康』イクボス・ケアボス宣言」をしました。

　このように、「地域・住民が互いに支えあう（応援する）まち」＝「『健康』応援都市」の実現をめざし、地域包括ケアシステムの構築に向けた施策を進めています。

## 2　西東京市がフレイル予防に取り組む理由<br>　　── フレイルチェックとの出会い

　私たちは、地域包括ケアシステムの構築のために、地域づくりに関してさらなる取り組みが必要だと感じていましたが、有効な解決策が見つからない状況がありました。

　そのような状況のなか2016（平成28）年8月に、千葉県柏市において行われていた「フレイルチェック」を見学し、フレイル予防について知る機会を得ました。柏市のサポーターが、参加者といっしょになって生きいきと楽しそうに運営している様子を見たときが、私たちのなかで「これだ！」と思えた瞬間でした。

　フレイルチェックと出会って私たちが考えた、西東京市が取り組むべき理由は大きく3点です。

### 1 介護予防事業に継続性を持たせ効果検証が可能となる

　定期的（半年程度）にフレイルチェックをすることによって、定期的にフレイルの状態が数値化されます。さらに受講者自身の気づきとともに、チェックとチェックの間の活動（既存の介護予防講座等）への参加を促すことによって、それぞれの取り組みの効果検証が可能となり、受講者の予防意識の継続性も期待することができます。

### 2 参加者の中から仲間づくり、地域づくりの核が生まれやすい

　フレイルサポーターは、これまでの他自治体の事例から特に男性高齢者が多く、これまで地域へ出るきっかけがなかった意欲のある男性高齢者を獲得できます。これによって退職後の男性など、これまでの経験を活かして地域づくりへの核となり得る人材を呼び込むことができます。実際、西東京市のサポーターも約6割が男性です。

また、フレイルチェックに参加した市民に、社会参加の一環として地域のサークル、高齢者クラブ、ミニデイ等を紹介することで、本人のためのみならず、紹介した団体の活性化につながり、ひいては仲間づくり、地域づくりを促進し、孤立する高齢者を減らすことにつながります。

### 3 将来的な介護給付費を減らすことが可能

　フレイルの段階で予防することで、高齢者が要介護状態になるまでの期間を延伸することができます。このことによって、将来的な介護給付費の伸びを抑制する効果が期待できます。

## 3　フレイルチェックを開始するまでに

### 1 東京大学高齢社会総合研究機構と連携協力に関する協定を締結

　私たちは、大きな課題と感じながら有効な解決策が見つからなかったいくつもの課題について、フレイルチェックをきっかけに解決できると考えました。そして2016（平成28）年12月、主にフレイル予防を目的に東京大学高齢社会総合研究機構と市で連携協力のための協定を締結しました。

　今後はこの協定の趣旨も踏まえながら、同機構とフレイル予防にとどまらない地域づくりに向けた協力をしていきたいと考えています。

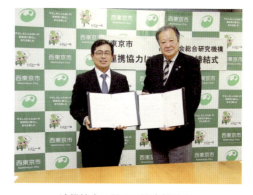

連携協力に関する協定締結式。
右は丸山浩一西東京市長、左は飯島勝矢教授

### 2 フレイル予防講演会を開催

　2017（平成29）年1月には、西東京市内でフレイルチェックをはじめとするフレイル予防事業を進めていくために、飯島教授を講師に招き、「フレイルとは何か？」から市民と専門職がともに学ぶための講演会を開催しました。

終了後の参加者アンケートには、「非常に具体的なお話でわかりやすく、フレイルにならないぞ!!という気持ちになれた」「フレイルチェックも、楽しそうでぜひやってみたいと思った」「自分を知ることがまず大事、気づくことで変わる、自分自身で考える」などの意見がありました。

　この講演会をキックオフとして、フレイル予防事業を市の重要施策の一つとして取り組んでいます。

### 3 フレイルサポーターを養成

　実際のフレイル予防の事業は、2017年4月に行ったフレイルサポーター養成研修が始まりです。その後、同年9月、2018年4月にも養成研修を行いました。

　フレイルサポーターの募集は、市内ですでにさまざまな活動をしている市民、フレイル予防講演会時のアンケートでサポーターを希望した人などを対象に行い、計45名を養成しました。現在はこのサポーターのみなさんが、市内で行われるフレイルチェックを運営しています。

### 4 フレイルトレーナーの選出

　フレイルサポーターを養成、指導していく役割を担うフレイルトレーナーとして、市内の理学療法士と柔道整復師の計3名を選出しました。

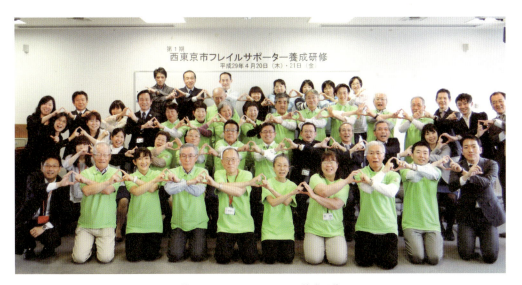

第1回フレイルサポーター養成研修

このフレイルトレーナーも先の養成研修に参加し、フレイルサポーターとともに市内のフレイルチェックをはじめとするフレイル予防事業の運営の中核を担っています。また、他自治体の講演会や養成研修への派遣も行っています。

## 4　実際にフレイルチェックを開始して
### ——西東京市の取り組みの特徴

### 1 フレイルチェックの開催状況

　2017（平成29）年5月に、市内第1回目のフレイルチェックを行いました。当日は、飯島教授をはじめとする東京大学高齢社会総合研究機構の研究チームの参加もあり、フレイルトレーナーとフレイルサポーターがともに運営しました。
　2017年度中は、市内8か所で新規フレイルチェックを実施しました。2018（平成30）年度以降に順次開催回数を増やしていく予定です。

### 2 フレイルチェックのリピート率向上に向けた取り組み

　フレイルチェックは1回受けて終わりではなく、何度も受け、自身の状態の変化を自覚していくことが重要です。西東京市ではこのため、半年後の2回目のフレイルチェックでは新規参加者を募集せず、1回目のフレイルチェック参加者のみを対象にしています。
　これにはねらいがあります。西東京市ではフレイルチェックを地域ごとに実施し、

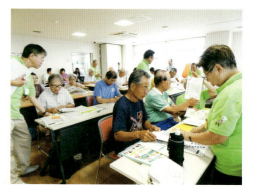

フレイルチェックの様子

参加者の対象地域も限定しています。このため同じ地域の市民同士が集まることになります。そこでも仲間づくりを行いたい、というねらいです。
　このねらいの実践やリピート率向上に向けた取り組みとして、2回のフレイルチェックの間に「フレイル予防のためのミニ講座」を開催しています。これが西東京市独自の取り組みと言えます。内容は、参加者同士の仲間づくりや、フレイルチェックで自身の弱点に気づいた人が、自宅でできる運動・栄養・社会参加についてのミニ講座です。

さらに、2回目のフレイルチェックの前に郵送で再通知も行っています。

このような取り組みを進めた結果、西東京市における2回目のリピート率は平均70％程度になっています。

### 3 地域活動情報誌の作成

フレイルチェックを受けて自身の改善したい項目がわかった後、どのように既存の予防活動等につなげていくのかが重要です。

西東京市では、神奈川県茅ヶ崎市の取り組みを参考に、フレイル予防の三つの柱ごとに講座や地域活動をまとめた地域活動情報誌「Keep Going!」を作成し、フレイルチェック参加者に配布しています。

### 4 フレイル予防出張講座の開催

西東京市では、市の広報誌、ホームページ等のさまざまな媒体を通じて、フレイル予防の普及・啓発に努めています。その結果、地域の団体から「フレイル予防について知りたいので講座を実施してほしい」という要望が寄せられるようになりました。

しかしフレイルチェックは、会場のスペースや設備、2時間にわたる時間を確保する必要があるなど、一定の制約があります。そこで、フレイルチェックの体験版として、既存の地域団体向けに、フレイル予防の説明とイレブンチェックに絞った1時間程度の講座を実施しています。この講座は、本番のフレイルチェックへの誘導や、後述する地域団体サポーターの養成への機運づくりにもなっています。

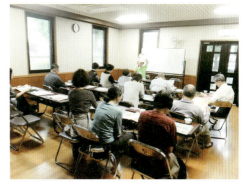

出張講座

## 5　フレイル予防に取り組んでみて

### 1 既存の行政の予防事業との連動

フレイル予防の取り組みを開始するにあたって、西東京市では庁内検討チームを立ち

上げ、介護予防を担当する部署、健診等の若年予防を担当する部署が参加し、フレイル予防についての各種検討を行っています。この中で出た提案から、フレイルチェックを行う会場のいくつかを市の福祉会館とし、そこで行われている既存の予防事業につなげる取り組みも進めています。

　この検討を進めるなかで、フレイル予防は市役所内の連携を進めるツールにもなり得ると実感しています。

### 2 市民の関心の高さ

　2018（平成30）年度から始まる第7期介護保険事業計画の策定にあたって実施した市民調査では、「市が取り組むべき介護保険・保健福祉サービス」のトップが「介護が必要な状態にならないための予防に関する事業」でした。しかもこれが全体の4割を超えています。

　実際、フレイル予防講演会にも多くの市民の応募があり、定員に達して断らざるを得ない状況になりました。フレイルチェックも毎回、定員オーバーの状況です。また出張講座も、市が周知していないにもかかわらず、口コミなどで多くの団体から開催要望が来ています。

　このように、フレイル予防というキーワードをきっかけに、確実に市民の健康に対する「予防の意識」が高まっていると実感しています。

## 6　今後の課題と展望

### 1 急増する高齢者への普及

　西東京市においても急速な高齢化により、フレイルチェックの対象となるべき高齢者が増加し、潜在需要は大きいものと考えています。しかし今後、そのすべての需要に市の取り組みだけで対応していくことは事実上、難しいと考えています。

　また、もともとフレイル予防では第一に「人とのつながり」が重要であり、さらにフレイルチェックは「市民による市民のための事業」をめざしています。

　そのため、既存の高齢者クラブや団地自治会などの住民団体において、所属会員が、それぞれの団体が主催するフレイルチェックに継続して参加するモデルを作っていきたいと考えていました。

実際、フレイル予防出張講座等でフレイルチェックに興味をもったいくつかの団体から、「自分たちの団体でも自主的にフレイルチェックをしたい」という要望がありました。
　このように私たちの考えと団体の要望が一致したことを

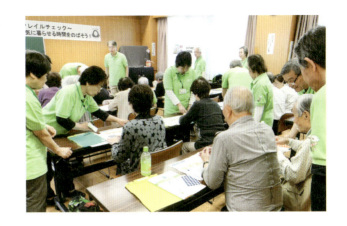

受け、一つの団体と話し合いを重ね、2018（平成30）年3月に、最初の住民団体向けのサポーター養成研修を実施しました。
　これまでフレイルチェックは市が主体となって運営してきましたが、フレイル予防事業の大きな目的である「地域づくり」のためには、この住民団体によるフレイルチェックの自主化の取り組みが非常に重要だと考えています。
　市が実施するフレイルチェックと並行して、すでに地域で自主的に運営され地域に根差している住民団体が自ら、近隣の住民に対してフレイルチェックを実施することで、地域のつながりの強化、実施団体の活性化等につなげ、地域づくりの起爆剤としていきたいと考えています。
　今後は、その経過を確認しつつ、他の団体へ拡大していくことを考えています。

## 2 専門職への普及啓発

　専門職への普及啓発も重要です。
　フレイルという言葉自体が新しいこともあり、市内の専門職でもまだ十分な周知ができていると言える状況にはありません。このため、市の専門職団体会員へのフレイル予防の関連資料の配布はもちろん、専門職向けの勉強会での講演、市で最大のまつりイベントである「西東京市民まつり」においてフレイルをキーワードにした専門職同士のコラボイベント等を実施しました。
　将来的には、医師、歯科医師、薬剤師など市内のあらゆる専門職がフレイル予防について熟知し、市民がフレイルチェックシートを持参すれば専門的なアドバイスを受けられる状況にしたいと考えています。

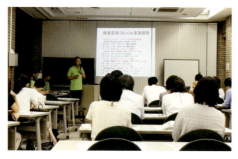
西東京市薬剤師会研修会

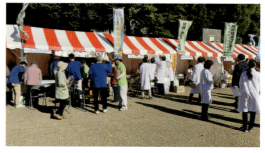
西東京市民まつり（左から柔道整復師会、薬剤師会、医師会、歯科医師会のブース

## 3 庁内の連携体制の構築

　フレイル予防は、単なる予防事業ではなく、まちづくりそのものの起爆剤になると考えています。市役所内の連携についても今後は、健康づくりに関係する部署との連携だけでなく、たとえば自治会・町内会を担当する部署や都市計画に関する部署など、直接的な関係部署以外とも連携していく必要があると考えています。

## 4 新たな切り口でのまちづくりに

　以上のように、西東京市は2017（平成29）年度から本格的にフレイル予防の取り組みに着手し、少しずつ市内に広まっている実感はあります。今後は、この取り組みをしっかりと効果検証し、他の自治体の事例も取り込みつつ、さらに体系化されたシステムとして完成させていきたいと考えています。
　このフレイル予防は、新たな切り口でまちづくりをめざしていくきっかけとなるものであり、市民がより長く健康に暮らし、安心して最期を迎えられる、地域包括ケアシステムの基盤とするため、今後もさらなる改善と普及に努めていきます。

（徳丸　剛／西東京市健康福祉部高齢者支援課）

TOKYO Suginami-ku 東京都杉並区 ── 4

# なぜか自然と健康長寿に
# なれる街に

杉並区

東京都

## 1 杉並区の地域性、概要

　杉並区は東京都の西部に位置し、中野区、世田谷区、練馬区等と隣接しています。また JR 中央線、京王井の頭線、東京メトロ（地下鉄）丸ノ内線、西部新宿線等を交通手段とする、都心からのアクセスがよい住宅都市です。

　近年、若い世代の人口微増が続いているため高齢化率は21ポイント台に留まっていますが、高齢者の絶対数は着実に増加しています。区民の平均寿命は23区内でもトップクラスです。国の平均と比べたがんの死亡率も低く全国でももっとも良好な地域です。総体としての区民のヘルスリテラシーの高さなどを反映したものと推測しています。

　フレイルを担当しているのは保健所の健康推進部門です。保健所と五つの保健センターが分担して保健事業を担っています。高齢対策部門で担当してきた医療と介護連携事業も、2017（平成29）年度に保健所に事務移管しました。

　保健センターは、栄養・歯科保健も含めた疾病対策型の講座を多く実施しています。これらの受講者の集いの場の発展形として、2016（平成28）年度で59の「健康づくり自主グループ」があります。グループの相互交流と情報交換、イベントの企画運営を行う「自主グループ代表者会」も開かれています。

　地域には「ケア24」と呼ぶ地域包括支援センターが20か所あり、地域性を活かした各種の介護予防、地域支援にも取り組んでいます。

　杉並区内の医療資源の特徴は、「緩和ケア病棟」をもつ病院が4病院（計94床）あり、二つの地域医療支援病院が存在すること、地区医師会、行政と病院で構成する「災害時保健医療体制のネットワーク」が発展していることなどです。医師会と保健福祉分野、

学校健康推進所管課は毎月「医療行政連絡会」を通じ情報交換、意見交換をタイムリーに行っています。

区は「健康づくり推進条例」を制定しています。ヘルスプロモーション（多分野協働や住民参画を原則とする健康な街づくりの環境整備）を推進する枠組みで、理念的な条例です。

保健分野のスタッフは、既存の健康づくりや介護予防事業の地域活動の強化に関して課題認識はもちつつ、日々の業務に追われて「誰をターゲットとし、どう活動を仕掛けるか」には決定打を見出せないまま、疾病予防対策中心の事業を続けてきました。

また、介護予防に関しては高齢者の健康づくりとの連動を目的に「一般介護予防事業」を保健所・保健サービス課で所管していますが、地域大学の活用、NPO委託による一つのスタイルが出来上がっており、これらをも包含する「街づくり型の健康づくり・介護予防」の全面的な展開や、既存のグループ活動に参加しない区民へのアプローチには、突破口がない状態でした。

## 2　オーラルフレイルから始まった取り組み

### 1 一時は「棚ざらし」されたフレイル予防

杉並区で「フレイル」という言葉が初めて行政内に登場したのは、2016（平成28）年6月策定の「杉並保健所・保健センター活動指針」でした。その1年前、全国保健所長会の会合で東京大学の飯島教授の講演を聞く機会があり、そのなかで「フレイル予防」が紹介されていました。

杉並には関心が高い住民が多く、各種の健康講座は開けばそれなりの参加者が得られ

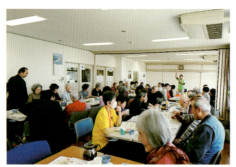 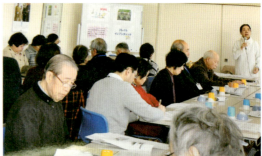

あさ北きずなサロン

ます。特定健診導入時に区が始めた「ウェストサイズ物語」という脱メタボキャンペーンは、ネーミングの巧妙さもあり庁内外に定着していました。

これらはいずれも重要な取り組みですが、「年齢に応じてフレイル予防にシフトしていく」という、あるべき健康対策とはマッチしません。区民健診では低BMIの女性、高齢者が多く、「しっかり食べる」に関する情報が区民に届いているとは言い難い状況です。しかも、行政現場における新たな活動への転換は、それなりのエネルギーが必要です。

こうしてフレイル予防は、言葉だけが保健所・保健センターのスタッフに少し周知されたものの、事実上「棚ざらし」になりました。

## ❷ オーラルフレイルから三位一体へ

翌年度の予算編成が佳境に入った同年秋、いま考えると「うれしい誤算」となる大きな転機が訪れました。区長から、保健所長と地域医療担当課長（歯科医）に「いまの歯科保健医療事業を見直して、時代に合った事業に再構築できないか」との話があったのです。

幸いなことに、当時の地区歯科医師会には「高齢者の口腔ケア」「摂食・えん下機能の維持向上」に力を入れたいという明確な方針があり、「8020」で一括りにしていた成人歯科保健を、ライフステージに沿って「噛んで食べられる」ことを重視した取り組みに改変することは、すぐ合意できました。

さらに、医師会・歯科医師会、耳鼻咽喉科医会、学識経験者と区で「成人の口腔保健の在り方」に関しての懇談会を複数回実施し、在宅歯科医療の普及と併せて「高齢期の口腔ケアは医科・歯科と多職種、地域が一体となって推進し、全身で評価するシステムとすべき」という方針が得られました。

訪問在宅医療・口腔ケアは、何をしたらよいかの事業スキームや先行例がある程度ありましたが、その手前のグレーゾーンへの対策（≒オーラルフレイル対策）は、保健事業としては「肝」でありながら大きな課題でした。区民調査の結果でも、関心が高い区民はすでに「かかりつけ歯科医」をもっており、従来型の歯科・口腔健診の改変では効果は期待できません。

結局、オーラルフレイル対策の先行例を期待してのいわば見切り発車でしたが、2017（平成29）年度の主要な予算編成の方針に「高齢期の健康保持にとっては、噛む、飲み込む等の口腔機能の維持が重要。そのため、高齢者の口腔機能チェックを実施し、その改善に繋げていく」と掲載できました。

調べてみると「オーラルフレイル」は歯科医師会等の研修会で取り上げられてはいる

ものの、しっくりする生きた事業、実践モデルは見つかりませんでした。私たち保健所スタッフが「三位一体のフレイル対策の一環のなかでオーラルフレイルを取り上げていくことこそが王道」という答えに行き着いたのは、先行する西東京市のフレイル予防事業を実際に見てからのことになります。

## 3 多様な「応援団」と杉並の特性を活かしたフレイル予防、位置づけ

### 1 隣にあった生きた教科書

区内にさまざまな健康づくり活動、介護予防事業があるなかで、いかに「フレイル」という言葉を区民に啓発してサポーター養成を実施するのかが、2017年度の事業開始当初の焦点となりました。

幸い、都内のフレイル予防事業一番手であった西東京市は杉並区の隣で、かつ医療・介護連携推進等を通じた職員間の交流がありました。市民向け講演会、サポーター養成、フレイルチェックと一通りの事業を職員が生で見たこと、西東京市のトレーナーやサポーターに杉並区の事業の滑り出しの際の応援を得られたことなど、よき実践モデルがあったことは何にも代え難い生きた教科書となりました。

表1　杉並区　フレイル予防応援団　　　　　　　　　　　　（平成29年7月5日現在）

| | |
|---|---|
| 一般社団法人 杉並区医師会 | 一般社団法人　東京都杉並区歯科医師会 |
| 一般社団法人 杉並区薬剤師会 | 荻窪病院 |
| 東京都理学療法士協会杉並支部 | スポーツ推進委員 |
| 公益社団法人 東京都歯科衛生士会西ブロック | 一般社団法人 東京都歯科技工士会杉並支部 |
| 杉並区集団給食研究会 | 杉並区食育推進ボランティア |
| ＮＰＯ法人 すぎなみ栄養と食の会 | ＮＰＯ法人 杉並さわやかウォーキング |
| ＮＰＯ法人 わがまちいちばんの会 | 消費者グループ連絡会 |
| 杉並区健康づくりリーダー | 杉並区健康づくり自主グループ |
| 公益社団法人 杉並区シルバー人材センター 本部事務局 | 杉並浴場組合 |
| 東京都理容生活同業組合杉並支部 | 杉並シニアネット |
| 杉並区いきいきクラブ連合会 | 東京都生協連 |

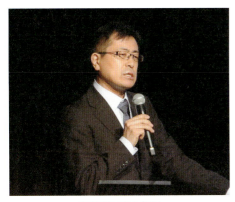
飯島勝矢東大教授

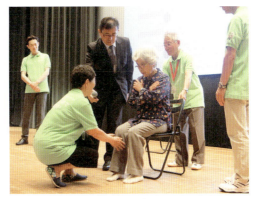
フレイルサポーター

## 2 予想を超えたキックオフ講演会

　同年7月、平日の日中に予定していた区民向け講演会を、区内の保健医療福祉関係者が参加しやすい平日夜間に変更して開催しました。「まずは関係者にフレイルを知ってもらおう」とのねらいでした。

　その講演会に向けて保健所の担当課長や職員は、考えつく限りの関係機関・団体に出向き、時にはミニレクチャーを交えて、杉並にとってなぜいま「フレイル予防」が必要なのかを語りました。

　区をあげたフレイル予防の取り組みは、事務局を担う保健所の健康推進部門とは縁がなかった団体との新たな交流が生まれる契機にもなりました。

　たまたま本庁を歩いていた際に手に取った会報誌に「フレイル予防は会の活動の大きな役割」という巻頭言が目に留まったことから、問い合わせをした団体（高齢者いきいきクラブ）もあります。「自主グループだけでなく、近隣の方にも知らせたい」と、追加の講演会案内チラシを希望して来所した区民もありました。聴覚障害のある人から「私たちは閉じこもりがちになってしまうけれど、私たちこそこういう活動を知り、積極的に街に出ていくべきでは」などの声も聞きました。

　講演会当日は嵐でした。スタッフ一同ヒヤヒヤでしたが、蓋を開けると足元が悪いなか258名の参加がありました。飯島教授の講演のパワーで、特に従来の介護予防の「なぜか暗い」イメージは見事に払拭されたようでした。

　講演会の最後に医師会・歯科医師会・薬剤師会の会長、副会長から、エールと「ともに取り組みましょう！」という決意表明がありました。表1は、講演会でも紹介した「フレイル予防応援団」です。

　終了後の参加者アンケートでは、かつてないほど多くの、びっしりと熱意ある感想が

寄せられました。

さらに「サポーター養成」の募集も、当日の参加者の申し込みだけで予定人数に達してしまいました。特にサポーター一期生は地域のフレイル予防の鍵となります。早くもこの段階で「杉並区では、フレイル予防は求められている地域活動である」という思いをもちました。

## 3 区内の病院がトレーナーを派遣

もう一つの鍵はトレーナーです。自主的な健康づくりが本当に地域に広がり定着し続けていくのか、あるいは人の交替や会場の問題等でアクティビティを失ったり、いつの間にか行政のイベントの一つになってしまったりするのかは、他の健康づくりや介護予防と同様、コアとなる人材が鍵となるはずです。

この点でよかったのは、①杉並区の医療機関等に勤務するリハ職が、所属している病院の組織的な理解のもと、安心して地域に出て活動できること、②企画段階から飯島教授との打ち合わせ等に同行してもらい、区に即した取り組みを最初からいっしょに創っていったことでした。

トレーナー6名を派遣する3病院は、急性期病院かつ地域医療支援病院の2病院と、「脳卒中医療連携ネットワーク」の中核的リハ病院で、区保健所とは地域医療構想や病院の協議会、災害時保健医療ネットワーク等を通じた日常的な連携があります。どの病院も、院長自ら「地域にとっても病院にとっても重要な取り組み」と背中を押してくれています。

## 4 多様な顔ぶれでサポーター養成講座

サポーター養成講座は、講演会の2か月後に開催しました。参加した28名は男性10名、女性18名。何らかの地域活動をしている人、知人と誘い合って参加した人、個別に講演会を聞いて参加した人、父娘での参加など多様でした。熱気に包まれた保健所の講堂で終始熱心に受講し、フレイルチェックのエビデンスや考え方などについて、活発に飯島教授に質問していました。

トレーナーたちは、ごく自然に回りながらイレブンチェックをサポートしたり、声をかけたりしていました。

この日の様子に、トレーナーから異口同音に次のような話がありました。

「地域力、区民力、素晴らしさに驚いた。まさにこちらがエンパワーされます。リハ

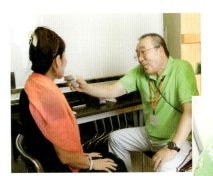
パタカ測定

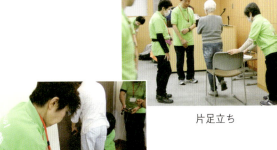
片足立ち

体組成計

職は生活の場に本来、患者さんを返すのが仕事なのだから、地域に目を向けて区民の暮らしや思い、力を知ることが大切」

また西東京市の様子も聞きながら「杉並もフレイルチェックの前には自主トレをやろう。時にはサポーターといっしょに懇親会もやろう」とアイデアが次々と飛び出し、それぞれ実現していきました。

### 5 フレイルチェックで発揮される区民力

2017（平成29）年度のフレイル予防活動の実績を時系列にまとめたのが表2です。

いよいよフレイルチェックのデビューにあたり、トレーナー、サポーターは夜間に自主トレを実施して「こうしたとき、どうしたらよいか」「こんな質問にはどう対応しよう」と、活発に話し合っていました。

初回のフレイルチェックでは、「パタカ」の施行を失念してしまうトラブルがありましたが、その後の熱の入った「振り返り」は、その失敗を帳消しにして余りある、すばらしいものでした。「最初からすべてうまくいく——ということより、最初はいろいろあっても、ともに考えて意見を出し合い、次へ」という区民力もまた、すばらしいと思います。

表3は、杉並区のフレイル予防の特色を5点にまとめたものです。

こうして1年前には影も形もなかったフレイル予防は、思った以上のスピード感で地域に着実に広がりを見せ始めました。これはトレーナー、サポーター活動によるところが極めて大きいと考えています。

この原稿を準備していたとき、保健所の傍にあるカフェで、フレイルサポーターの1

表2 2017（平成29）年度のフレイル予防活動

| 区民と進めるフレイル予防 ||||
|---|---|---|---|
| H28年度 | 12月 | 杉並区成人歯科事業の在り方懇談会が「フレイル予防の推進」を提言 | |
| H29年度 | 1 | 平成29年度当初予算案の重点事業に | |
| | 4 | 杉並チャレンジフレイル予防講演会の開催 | 258名 |
| | 9 | 東京大学高齢社会総合研究機構と連携協力に関し覚書を締結 | |
| | | フレイルサポーター養成講座 | 28名 |
| | 10 | 第1回フレイルチェックイベント | 23名 |
| | 11 | 第2回フレイルチェックイベント | 18名 |
| | 12 | フレイル予防集いの場 | 4名 |
| | 1 | 第3回フレイルチェックイベント | 11名 |
| | 10〜3 | フレイルサポーター自主活動　8回 | 398名 |
| | | フレイル予防集いの場 | 9名 |
| | 3 | 杉並区保健福祉計画、杉並区国民保険第二期データヘルス計画 | |
| | | 杉並区高齢者福祉計画第7期介護保険事業計画 | |
| | | 健康スポーツライフ杉並プランにフレイル予防を新たに記載 | |

表3 杉並区のフレイル予防の特色

| 1 | 健康づくりと介護予防の架け橋 |
|---|---|
| 2 | 地域医療支援病院と連携したフレイルトレーナーの活躍 |
| 3 | 区民の自律的な活動が光る、フレイルサポーターの取り組み |
| 4 | 保健所のネットワークが生きる、フレイル予防応援団 |
| 5 | さまざまな行政計画にフレイル予防を位置づけ |

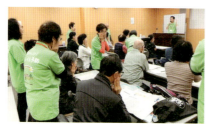
フレイルチェック

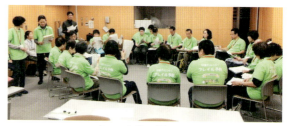
イベント後の振り返り

人が友人らしき女性に、フレイル予防の意義や楽しさを熱く語っている場面に遭遇しました。

　そのサポーターは「40歳から始める明るい終活」という区のイベントで、来場者にフレイル予防を啓発して、イレブンチェックもリードしていました。そこで一人暮らしの参加者から「1人なのだから食事はつい孤食になって、簡単になってしまうのが当たり前」と言われたことが、強く印象に残ったとのことです。けれども、それであきらめてしまうのではなく「では、こうしたらよいのではありませんか？　地域にはこんな場がありますし、人もいます」など、その人に向けた地域なりの具体的な提案をしていき

たい、と今後の展開に希望をもって話していました。

　これが、区民から発信するフレイル予防の真髄なのだと、改めて気づかされます。

## 4　動き出した地域と行政の役割

### ■ 行政の役割

　行政が事業、取り組みを推進し、一定の継続性を保つにはやはり「計画化」が必要です。2017（平成29）年度は保健・福祉の関連計画の改定年にあたったこともあり、杉並区では「保健福祉計画」「第7期介護保険事業計画」「国民保険第二期データヘルス計画」「スポーツライフ杉並プラン」の4計画にフレイル予防を位置づけました。

　さらに、杉並らしい地域包括ケアシステムをどう進めるかの実質的な議論や推進力である「在宅医療推進協議会」のなかでも、地域包括ケアシステムの「予防」として、フレイル対策を取り上げています。

　計画の策定プロセスでは、「介護予防との違い」に関する質問や意見がありました。フレイル予防は「健康づくりと介護予防の架け橋です」と答えてもうまく伝わらない場合は、フレイル予防の目的や意義の説明に加え「従来の介護予防のイメージと違って、フレイルは取り組みによって改善する。すなわち可逆的である」ことや、「生活圏にある多様な事業や活動を、区民目線で区民から区民へと発信していく、行政がこれまで認識しながらも難しかった健康な街づくりである」ことなどを説明してきました。

### ■ 地域での広がりと、今後の夢

　杉並区には栄養関係のマンパワーと活動の積み重ねがあります。集団給食施設研究会は、2017年度当初の計画で「フレイル予防の研修会」を企画していて、大きな力が期待できます。さらに栄養ボランティアや、アスリートの食生活支援を通じて「高たんぱく食をしっかり食べる」ことにノウハウがある専門職の力を借りて、区では従来のカロリー表示や「野菜たっぷりメニュー」に加え、「健康御膳」という、しっかり食べられるメニューの表示等にも着手しました。加えて、食品衛生協会や消費生活団体との協働も期待できます。

　社会活動の分野では、区内に多数あるさまざまな身体活動や社会交流の場、「高齢者も安全に、楽しめるスポーツ」等の資源があるため、今後は保健センターや日常生活圏

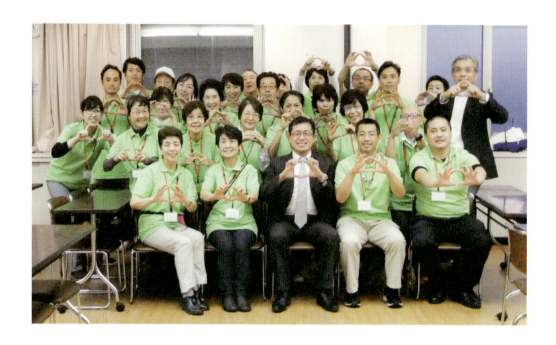

　域の単位などで「見える化」していきたいと考えています。これも、サポーターや区民の英知と「街とそこに暮らす人々への想い」の結集であってこそ、多くの人の心に届くことでしょう。

　最近では医療関係者からも、「患者さんを日常生活の場に早く返すことは、まさにフレイル予防の観点から極めて重要だ」「地域包括ケアシステムと地域医療構想の前提として、フレイル予防対策が重要だ」などの話が当然のように聞かれます。

　短期間にこれだけのスピードで地域に広がる事業は稀有であり、これは「地域の力」と、フレイル予防がもっているプログラム・構造あってこそだと思います。また、実施した者だからこそ感じる「本当に区民の主体的な活動」事業のすばらしさであり、勇気づけられます。

　フレイル予防は今後の「健康な街づくり」に、さまざまな可能性を秘めています。災害時によくある高齢者不活発症候群や、災害関連死を低減する切り札になり得ます。また、いま杉並区でも始めたポピュレーションアプローチとしての「ACP」（生き方支援）でも、威力をいかんなく発揮することでしょう。

　「杉並に住んでいたら自然と、なぜか健康長寿になれてしまった」

　多くの区民がそのように語る地域をめざして、これからも活動を続けていきたいと考えています。

（向山晴子／東京都杉並保健所長、椎名恵子／同地域保健・医療連携担当課長<br>〔役職はいずれも取材当時〕）

WAKAYAMA Kinokawa City 和歌山県紀の川市 — 5

# 既存事業とセットでまちづくりに活かす

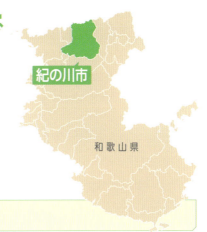

## 1 紀の川市の概要

　紀の川市は、和歌山県北部に位置する自然豊かな「フルーツ王国」です。2005（平成17）年に紀の川流域の5町が合併して誕生しました。「人が行き交い　自然の恵みあふれる　住みよいまち」を目標に、自然を愛し、思いやりをもって暮らせるまちづくりに全力で取り組んでいます。

　紀の川市の総人口は減少傾向です。生産年齢人口も年少人口も年々減少し、唯一増加している老年人口も2025年を境に減少に転じると言われています。逆に、核家族化の進行もあってか、ここ数年の世帯数は増加傾向です。高齢世帯が増加することで生活支援ニーズも増加し、かつ多様化していきます。

　生産年齢人口が減少して老年世代を支えるべき若年世代が少ないことが、市が直面する一番の問題かもしれません。多様化する生活支援ニーズに対応するためにも紀の川市には、老年世代同士でも支え合える仕組みが必要です。

●紀の川市の基本情報（2017年3月末時点）
総人口：64,129人　65歳以上人口：19,613人　75歳以上人口：9,804人　世帯数：26,346世帯
介護保険認定者数：4,577人（65歳以上の23.3％）　高齢化率：30.6％（内75歳以上：50％）

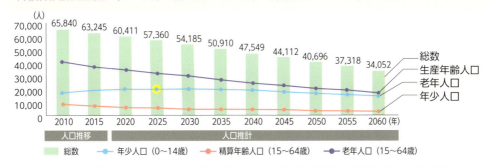

紀の川の人口推移と予測（「紀の川市まち・ひと・しごと創生　人口ビジョン」紀の川市企画部企画調整課、2015年9月より）

111

## 2　これまでの介護予防事業など

### 1 介護予防事業の状況

　近年、婦人会や子ども会、祭りなど自治会が主となって行う地域活動が減少し、地域の関係性が希薄化しています。

　市ができることは「きっかけ」を提供することです。介護予防事業を通じて住民が自発的に寄り合える場をつくることに重点を置いて、2009（平成21）年より事業を強化してきました。

　介護予防の理念である「介護を必要としない」ためには、運動が不可欠であると考えています。紀の川市の運動を主軸とした介護予防事業は、生きがいのある高齢期を過ごしてもらうためのもので、多くの住民の生活の中に組み込まれることを期待しています。

　現在、紀の川市には体操拠点が84か所あります。地域住民が主役で、自治体はあくまで脇役です。

### 2 紀の川市の運動関連事業

　運動には、和歌山県全体で取り組んでいる踏み台昇降運動を基調とした「わかやまシニアエクササイズ」と、ひざ痛や腰痛などがあり虚弱化してきている人を対象にしたご当地体操「紀の川 歩（てくてく）体操」があります。それぞれ、住民主体の活動拠点創設を最終目標として、各地域にその拠点を増やし続けています。

　「わかやまシニアエクササイズ」は、2004（平成16）年から実施しています。約3か月間の教室の後、その卒業生を中心に公民館単位で自主グループを立ち上げています。車にも乗れる、比較的アクティブな人を対象にした活動です。

　紀の川市で行った介護予防把握調査では、公共交通機関が不十分ないわゆる田舎の現状が反映され「車に乗れない」「歩いて遠くへ行けない」「近くで教室をしてくれたら行く」などの意見が本当に多くありました。住まいの近くで予防活動ができる拠点の必要性が浮き彫りになったほか、2004年以来の「わかやまシニアエク

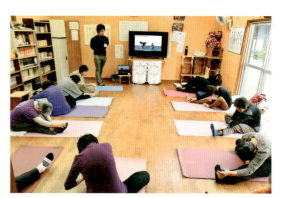

紀の川 歩（てくてく）体操活動風景

ササイズ」に参加されている方も、痛みや老化により、これまで通りの運動ができにくくなってきたという現状もありました。

このような状況から2015（平成27）年9月、歩いてなら最寄りの集会所などに行ける人を想定し、リハビリ専門職とともに考案し、DVDにしたのが「紀の川　歩　体操」です。ストレッチや筋トレを中心とした体操で、身体が虚弱化しても無理なくできることが特徴です。

この体操は、リハビリ専門職や市の職員が集会所へ直接出向き、その場で体操体験やリハビリ専門職の相談などを行い、どんどん拠点を創設しています。

現在、週1回定期的に運動を行う自主グループ数は、「わかやまシニアエクササイズ」が26か所、「紀の川　歩　体操」は58か所になっています。

## 3　フレイルチェックの導入

### 1 地域住民の熱意から

2016（平成28）年12月頃、地域住民から提案がありました。

「フレイルチェックなるものがあるので、やってみないか？」

正直なところ最初は、新たな事業が増えるので断ろうと思っていました。

説明を聞いていると、フレイルチェックそのものよりもフレイルサポーターに、とても魅力を感じました。まだまだ介護予防の概念が周知されていない現状もあり、地域住民と協働で介護予防の周知普及ができることも魅力でした。

また、東京大学という誰もが知っている研究機関と連携、協働ができることに挑戦意欲をかきたてられ、東大を活用しようと考えました。そして何よりも、住民の熱意を前にして断る理由を見つけるほうが難しくなりました。

ただ、必要最小限の人員で業務にあたっている自治体の現状では、新たな事業を行うことに難色を示すのは当然のことで、紀の川市も例外ではありません。

上司を説得する際、「新たな事業を立ち上げるのではなく、既存の事業にフレイルチェックを組み込む形で実施したい」と説明しました。また、フレイルチェックはこれまでわからなかった自身の虚弱度に気づき、必要な介護予防を知る絶好の機会となることも説明しました。「仕事量は大丈夫か？」との心配にも、実は無根拠でしたが「大丈夫！」と答えて許可を得ました。

そして2017（平成29）年2月、フレイルトレーナー3名、フレイルサポーター候補

9名でフレイルサポーター養成講座に臨みました。

### 2 フレイルチェックと「紀の川 歩(てくてく) 体操」

フレイルチェックを行うにあたり、サポーターの募集・育成とチェックイベントの普及、必要な予算の確保、チェック後の展開などさまざまな課題がありました。

当時、「紀の川 歩(てくてく) 体操」実践地域が約35か所あり、課題さえ乗り越えればそれらを対象にすることで、フレイルサポーターの活躍の場は確保できると考えていました。とにかくサポーターで集まり、何からすべきかを話し合いました。その結果、もっとサポーターを増やそうとの結論に至りました。

同年6月、2度目のサポーター養成講座を行い、サポーター数が約30名になりました。募集方法は、チェックの質とサポーターの質を確保するためにも、口コミで行っていきました。

## 4 フレイルチェックの活用

### 1 イベントでのイレブンチェック

紀の川市では、継続的運動へのきっかけとなるイベント（「紀の川 歩(てくてく) 体操」体験、脳年齢測定、血管年齢測定、リハビリ専門職による相談会など）を、市内各所で行っています。そこにサポーターも参加して、イレブンチェックを実施しています。

2017年度はこのイベントを約15回行いました。10人から150人まで参加人数も会場の状況もバラバラです。幅広い対象の人たちをチェックしながら経験を積み、サポーターの対応力もどんどん向上していきました。

紀の川市ではイレブンチェックで、②（野菜料理と主菜の摂取）、⑤（汗をかく運動）、⑪（もの忘れ）に赤シールを貼る人が多く、特に運動

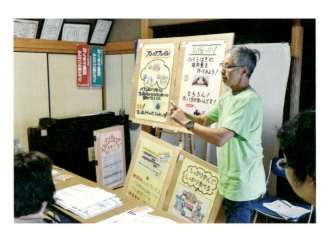

フレイルチェックの様子（フレイルの説明）

項目の⑤に赤シールが目立ちます。このような結果から、フレイルに陥らないために必要なことが何かを即座にわかってもらえます。

これまでは虚弱を知る具体的な指標がなく、漠然と「運動をしよう」と言っていました。イレブンチェックでは、その指標が浮き彫りになります。さらに、イベントを通じて市が地域活動をバックアップしている現状を知ると、運動をしようという意識変容が起こります。

こうして、イベントを実施したところでは、ほぼ確実に運動拠点が立ち上がっています。

## 2 アセスメント的な活用

これから運動拠点を立ち上げるところでは、フレイルチェックが事前評価として役立ちます。

定期的な運動に取り組む人たちにとっては、自宅ではなかなか叶わない生活活動量の増加が「紀の川　歩　体操」を定期的に実践することで実現します。これによって、次回

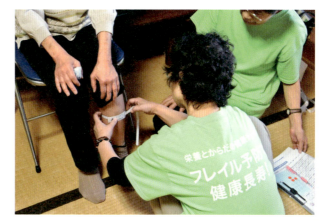

フレイルチェックの様子（ふくらはぎ周囲長の計測）

のフレイルチェック時に一つでも多くの項目が赤から青に変わりやすくなります。

このように、チェックからの事前評価、健康づくりのできる環境整備、さらに事後評価に至るまでのフォローが一体的に提供できるため、地域住民の健康づくりは飛躍的に推進されるのではないかと考えています。

## 3 オーラルフレイルの把握

紀の川市では10年以上前から、口腔ケアに関しても周知普及しています。フレイルチェックに、栄養や口腔についての質問項目が多いことも評価の幅を広げていると思います。

もともと健康寿命が終わる原因として、オーラルフレイルに陥っている人も多いのではないかと考えています。オーラルフレイルの人はノン・オーラルフレイルの人に比べ

て死亡率が高く、要介護となるリスクも約2倍となることが本書でも示されていますが（43頁参照）、とても納得できます。

高齢期には、飲み込む力などの口腔機能の低下、正しい清掃方法を知らないための衛生状態の悪化、入れ歯が適正に使用できないなどのため、十分に栄養が確保できずに痩せ、生活が不活発となり要介護状態になってしまう人が後を絶ちません。誤嚥性肺炎等が原因で亡くなる人も多く見られます。

これまで重点的にオーラルフレイルにスポットを当てた虚弱度チェックはありませんでした。実際に紀の川市でも、口の元気度が赤シールになる人が多数いらっしゃいます。

## 4 評価的活用

既存の「紀の川 歩 体操」で行ってきた体力測定の結果とも照らし合わせながら、フレイルチェックを活用し、地域住民の心身の状況を評価し、より適正な事業運営ができるようにしていきたいと考えています。

また、結果についても地域住民に伝える必要があります。時間はかかりますが、これまでの評価の乏しい介護予防事業を払しょくしていきたいと考えています。

今後、多くの結果から分析を進め、「介護予防事業があるから保険給付費が横ばいになった」「認定者数が減少した」「保険サービスが自立に向けた多種多様なものになった」など、具体的な根拠にもとづいた介護予防事業の影響力を証明したいと思います。

## 5 地域の声

近所の人たちが集会所に集まる健康イベントでよく聞くのが、「あれっ、久しぶりやなぁ！」という再会を喜ぶ声です。普段、交流があれば起こり得ない久しぶり感に、近隣住民同士の関係の希薄化を実感します。

ですから「紀の川 歩 体操」を各地に普及する際も、やはり「この体操がいい」「この体操のおかげで……」など体操自体を評価する言葉を期待してしまいますが、実際に一番多いのは「みんなと会うのが楽しい」という声です。

こうした場でフレイルチェックをすると、互いにああでもないこうでもないと話が盛り上がります。生活に根差した多岐にわたる質問と、赤や青といったシンプルな結果がわかりやすいからではないかと思っています。

そして、ほとんどの参加者から「チェックをしてよかった」との感想が聞かれます。

## 5　フレイルサポーターと地域づくり

### 1 サポーター連絡会

　フレイルサポーター養成講座を受けたからといって、すぐに完璧なチェックができるわけではありません。サポーター同士が連携を取れる環境と活動に対する自信が必要でした。

　2017（平成29）年7月に、まずはフレイルサポーター連絡会を立ち上げました。会長も無事に決まり、畠中美文会長を中心に現在も月1回集まり意見交換をしています。

　多くの参加者にチェックをする場合は、現場がドタバタと過ぎていきます。チェックミスなどを最小限に抑えるためにも、連絡会でまず取り組んだのは、イレブンチェックや深掘りチェックのマニュアルの作成でした。いろいろな意見が出て、とてもよいマニュアルができました。

　また、フレイルなどの説明に紙芝居を作成しようということになり、連絡会に紙芝居部会を立ち上げて製作しました。手作り感あふれる紙芝居でより住民目線のフレイルチェックとなり、参加者とフレイルサポーターが気軽に健康や生活上の悩みを相談し合う雰囲気づくりにつながっています。

　サポーターは、フレイルチェック時に参加者から相談を受けることもよくあります。市の介護予防事業の内容の把握、地域とのつながり、運動や栄養、口腔、認知症に関しての知識などを研修し、サポーター自身のスキルアップも行っています。また認知症サポーターにもなってもらい、認知症の正しい理解のために活躍しています。

　各種研修を通じて得た情報は、サポーター自身の健康づくりにもつながり、サポーター活動や生活改善の動機づけにもなっています。

### 2 サポーターのやりがい

　畠中会長からは常々、サポーターが活動する上で何よりも大切なのは、サポーターのやりがいと多くのチェックの機会である、と言われています。自治体とサポーターが良好な関係を築くことができ

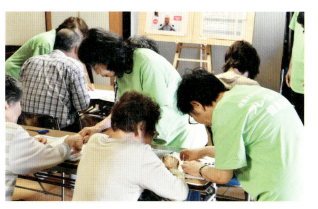

フレイルチェックで参加者をサポートするサポーター

ないと、フレイルチェックを活用した地域づくりはできません。サポーターの活躍の機会を、自治体がしっかりバックアップすることが重要と考えています。

そして、サポーターという地域のよき理解者の力も借りて、生活支援体制の整備（生活支援体制整備事業）ができればと考えています。サポーターがチェッカーのみの活動では、本当にもったいないと思います。チェックはあくまでもチェックで、その後の行動変容がないと赤シールが青シールになることはあり得ないからです。

今後も多くのサポーターを養成し、連絡会でフレイルチェックなどを基調とした健康づくりの推進を話し合い（協議体）、サポーター目線の企画を自治体がバックアップしながら具現化して地域へもっていく（生活支援コーディネーター）。これを2025年に当たり前のごとくできているよう、走り出しています。とりあえず、サポーターといっしょに楽しい健康づくりイベントの企画からゆる〜く始めようと思っています。

## 6 今後の課題

### 1 直面する課題

今後増えるサポーターの把握（現在80名）、リーダー的サポーターの育成、活躍の場の提供、会議の資料作成、地域へ行くサポーターの調整など、規模が大きくなればなるほど行政の事務等が大変なイメージになってきます。サポーター連絡会と分担できるよう調整していけたらと考えています。

チェックには2時間〜2時間半かかります。市の地域イベントの平均的な所要時間約1時間半と比べ、高齢者向けイベントとしては長時間です。場をあきさせない工夫が必要と考えています。

紀の川市は、各地区のフレイルチェックはまだ1回目です。2回目以降の内容について、話し合いを始めなければと相談しています。

### 2 これからのフレイルチェック事業

フレイルチェックを、チェックだけで完結させないためには、併せて地域住民が自発的に健康づくりのできる仕掛けの提供が大事だと感じています。

チェックから危機感をもち、個人で次のチェックまでに生活を改善しようとする人は、どうしても少ない印象です。しかし、チェックを通じて何かしなければならないと

いう意識をもつ人は多いと思います。自身の健康は自分以外に誰も守ってくれないことを再認識してもらうには、とても使いやすいチェック指標だと思います。

　また、システム導入が必要なこれまでのスクリーニングツールとは違い、導入費用が格段に安く、地域ボランティアが活躍することで、結果的に自治体の仕事量や社会保障に要する費用が減るのではないかと期待しています。団塊の世代が75歳を迎える2025年に向け、地道に地域の活動拠点を増やすことやデータの蓄積、見える化を進めていきます。

　紀の川市のフレイルチェック事業の次のステップとして、フレイルサポーターのみなさんが健康づくりを通じて地域づくりをしようと動き始めています。フレイルチェック活動をきっかけとして「地域に何ができるだろう」と考えています。今後市民目線の健康づくりが推進され、結果的にそれが地域づくりとなっていくと確信しています。

　現在フレイルサポーター連絡会以外にもサポーターの意見でウォーキング部会や紙芝居部会、活動Tシャツ作成部会、研修部会、社会参加部会を設けました。これから賑やかに話し合っていく予定です。

　さまざまな課題はありますが、やはり地域のみなさんに元気で生きがいのある生活を送ってほしい、笑顔でいてほしいと思います。担当職員の事務量が増えても、「全部青シールだった！」と話すまぶしいくらいの笑顔を目の当たりにすると、この仕事をしていてよかった、苦労した甲斐があったと思えます。そして何よりも、サポーターのみなさんの熱意に報いなければと思います。

　フレイルチェックは、新たなおもしろいことがどんどん起こってくる、苦にならない楽しい事業だと思います。これからも既存事業とフレイルチェックをつなぎ合わせ、地域のために普及していきたいと思っています。

（田村隆明／紀の川市福祉部高齢介護課副主任）

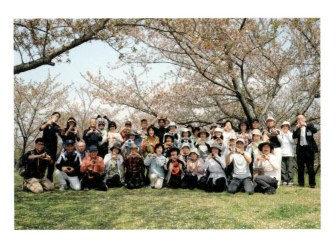

自分たちで作った
ウォーキングマップで
「春ウォーク」（2018年4月）

**6 ── 福岡県飯塚市**　FUKUOKA Iizuka City

# 「誰もが住み続けられる
# まちづくり」に
# つながるよう

飯塚市

福岡県

## 1　飯塚市の概要

　飯塚市（総面積214.07㎢）は福岡県の中央に位置し、遠賀川（１級河川）の流れに育まれ、周りを山に囲まれた土地柄です。近年ドラマの舞台にもなった旧伊藤伝衛門邸や嘉穂劇場などの炭鉱遺産をはじめ、立岩遺跡など国の重要文化財も数多く存在し、歴史と自然に恵まれています。

　また２大学１短大が集積した情報産業都市・学園都市であり、13病院（2,900床）、134診療所、78歯科と医療施設も多く（2015〈平成27〉年3月31日現在）、福岡市、北九州市という政令指定都市との交通アクセスもよいなど、多くの地域特性、資源を有しています。

　現在の人口は129,146人（2015年国勢調査）ですが、年々減少の一途をたどり、2026年には119,341人になると予測（国立社会保障・人口問題研究所）されています。一方、高齢者人口は増加を続けており、高齢化率は30.1％、介護認定率は22.0％（2017〈平成29〉年10月現在）と全国平均を上回り、福岡県内でもほぼ中位です。このように人口減少や少子高齢化、加えて厳しい財政状況など多くの課題を抱えています。

　こうした状況を踏まえ、飯塚市でも現在、国が示唆する地域包括ケアシステムの構築に向けて取り組んでいます。高齢で病気があっても希望する場所で住み続けるには、専門職を中心とする「医療」と「介護」の充実が欠かせませんが、それだけでは財源やマンパワーなどに限界があります。医療や介護をできるだけ利用せず自立するための「予防」はより重要であり、特に住民が主体となって取り組む「『自助』『互助』の精神開拓」が地域力を高めるカギであると考えられます。

そのため飯塚市では、介護予防への関心や意欲を高める取り組みとして、フレイル予防事業をはじめ、住民の交流の場であるいきいきサロンや老人クラブなどでの介護予防講座の開催や、高齢者の転倒予防や認知症予防などを目的とした各種予防教室（一般介護予防事業）を開催しています。

## 2　フレイルチェック・高齢者サロンの実施状況と到達点

### 1 既存の介護予防サポーター（介護予防伝道師）を活かすために

　飯塚市には、福岡県が地域の介護予防支援体制整備を目的に、県内4地区（福岡地区・北九州地区・筑豊地区・筑後地区）に1か所ずつ設置した介護予防支援センターがあります。飯塚市を含む筑豊地区を管轄する同センターは地域の基幹病院である飯塚病院（増本陽秀院長、1,048床／42診療科・部）に設置され、主に介護予防従事者への技術支援・相談対応をはじめ、市町村が実施する介護予防事業への支援などを行っています。

　フレイル予防事業に取り組むきっかけは、飯塚病院が以前から行っていた、市民を対象とする介護予防サポーター（介護予防伝道師）の育成に端を発しています。介護予防サポーターの育成が進んでも実際には地域で活動場所がないという状況のなか、飯島勝矢教授のフレイル予防の取り組みを知りました。

　これは介護予防サポーターが活動する機会をつくることにつながると考え、まずは2016（平成28）年6月に飯島教授を招いた市民向け講演会を開催しました。すると120

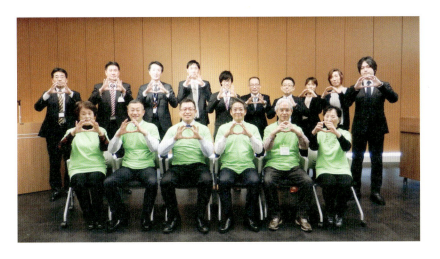

前列は右から3人目から片峯誠飯塚市長、飯島教授とフレイルサポーター、
後列は右側が飯塚病院介護予防支援センター、左側が飯塚市高齢介護課の各スタッフ

名の参加があり、市民の意識の高さや会場からの取り組みの要望にも背中を押され、フレイル予防事業を始めるきっかけとなりました。

当初は飯塚病院が主導する形でしたが、将来フレイル予防事業が飯塚市を実施主体として行えるように、飯塚病院と飯塚市高齢介護課（以下「市高齢介護課」）が協働で取り組み始めました。

## 2 トレーナー、サポーターを養成

最初に取り組んだのは、活動の推進に必要なキーパーソンの確保です。

フレイル予防の教育やフレイルチェックの進め方、計測方法など実務的な指導、さらにはフレイルサポーター（以下「サポーター」）が主体的に生きがいをもって活動できるような環境づくりを行うフレイルトレーナー（以下「トレーナー」）を育成しました。現在、飯塚市では飯塚病院の理学療法士3名が飯島教授の主催する養成カリキュラムを受け、トレーナーとして活動しています。

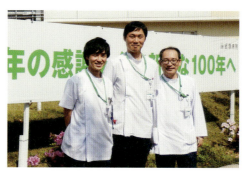

フレイルトレーナー、
左から西村さん、井上さん、井本さん

2016年11月8日に再度、飯島教授を招いて九州初のフレイルサポーター養成講座を開催し（表1）、第1期サポーター15名（男性4名、女性11名）が誕生しました。サポーターの条件を「今後、活動を希望する人のみ」と限定したため当初は不安もありましたが、結果として受講者全員の登録となりました。

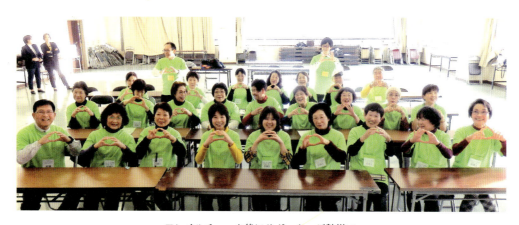

フレイルチェック後にサポーターが勢揃い

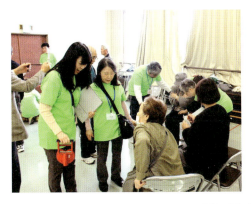
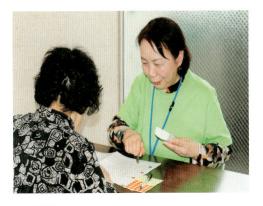

フレイルチェックの様子

### 3 フレイルチェックを6回、サポーター連絡会も開催

翌日には、市報で公募した市民33名を対象にフレイルチェックを行いました。その後は、フレイルチェックを希望する5地区のいきいきサロンに出向き、合計129名（男性22名、女性107名）がチェックに参加しました。

開始当初はサポーターの数より飯塚病院や市職員の数が多かったのですが、回を重ねるうちにだんだんサポーターの数が上回るようになりました。また、次第にサポーターが活動できる場所も増えてきました。

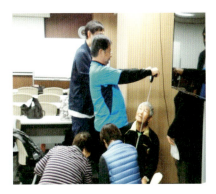

サポーター連絡会　測定の練習

フレイルチェックは参加者とサポーター双方に大変好評で、「楽しく参加できた」「またやってみたい」という多くの声が寄せられ、今後も継続して実施していくことが必要であると感じました。

同年12月22日には、サポーター同士の交流とフレイルチェックの精度を高めることを目的に第1回「フレイルサポーター連絡会」を開催し、第1期サポーターのうち12名が参加しました。自己紹介など簡単なあいさつの後、測定器具の操作方法の習得や司会の練習などを行いました。

2017（平成29）年2月22日には、第2回目のフレイルサポーター養成講座を実施し、16名（女性）の登録がありました。2017年3月時点でサポーターは31名（男性4名、女性27名、平均年齢68.1歳）となりました。

表1　2016年度のフレイル予防事業の状況

| | 実施日 | 実施場所 | 受講者数（内訳） | サポーター参加数 |
|---|---|---|---|---|
| 市民啓発（講師：東京大学高齢総合研究機構　飯島 勝矢先生） | 2016/ 6/24 | 飯塚研究開発センター | 107人 | － |
| フレイルサポーター養成講座 | 2016/11/ 8 | 立岩公民館 | 15人（男4人、女11人） | － |
| | 2017/ 2/22 | 立岩公民館 | 16人（男0人、女16人） | － |
| フレイルサポーター連絡会 | 2016/12/22 | 飯塚病院 | － | 12人 |
| フレイルチェック | 2016/11/ 9 | 立岩公民館 | 33人（男4人、女29人） | 15人 |
| | 2016/12/16 | 新飯塚公民館 | 13人（男0人、女13人） | 不明 |
| | 2017/ 1/17 | 鯰田篠田団地公民館 | 16人（男0人、女16人） | 4人 |
| | 2017/ 1/25 | 目尾地区公民館 | 13人（男7人、女6人） | 5人 |
| | 2017/ 2/13 | リバーサイド自治会 | 19人（男2人、女17人） | 5人 |
| | 2017/ 2/22 | 立岩公民館 | 24人（男8人、女16人） | 16人 |
| | 2017/ 3/ 1 | 菰田駅前公民館 | 11人（男1人、女10人） | 5人 |

表2　2017年度のフレイル予防事業の状況

（2018年3月末現在）

| | 実施日 | 実施場所 | 受講者数（内訳） | サポーター参加数 |
|---|---|---|---|---|
| フレイルサポーター養成講座[※1] | 2017/ 8/30 | 庄内保健福祉総合センター | 19人（男14人、女5人） | 8人 |
| | 2018/ 1/25 | 立岩公民館 | 19人（男0人、女19人） | 11人 |
| フレイルチェック（単発体験会） | 2017/ 8/30 | 庄内保健福祉総合センター | 17人（男5人、女12人） | 8人 |
| | 2018/ 1/25 | 立岩公民館 | 18人（男3人、女15人） | 11人 |
| フレイルサポーター連絡会 | 2017/ 5/12 | 飯塚市役所 | － | 27人 |
| | 2017/ 7/31 | 飯塚市役所 | － | 28人 |
| | 2018/ 1/15 | 飯塚市役所 | － | 25人 |
| フレイルチェック（全12回プログラム初回） | 2017/ 9/ 5 | 幸袋地区／幸袋公民館 | 17人（男0人、女17人） | 6人 |
| | 2017/ 9/ 6 | 二瀬地区／二瀬公民館 | 19人（男3人、女16人） | 7人 |
| | 2017/ 9/11 | 筑穂地区／筑穂保健福祉総合センター | 17人（男0人、女17人） | 6人 |
| | 2017/ 9/13 | 穂波地区／穂波福祉総合センター | 18人（男1人、女17人） | 8人 |
| | 2017/ 9/19 | 頴田地区／頴田公民館 | 15人（男2人、女13人） | 8人 |
| | 2017/10/ 2 | 直営直轄地区[※2]コミュニティセンター | 8人（男0人、女8人） | 4人 |
| フレイルチェック（全12回プログラム最終回） | 2018/ 2/19 | 筑穂地区/筑穂保健福祉総合センター | 14人（男1人、女13人） | 7人 |
| | 2018/ 2/21 | 二瀬地区/二瀬公民館 | 14人（男0人、女14人） | 5人 |
| | 2018/ 2/26 | 直営直轄地区[※2]コミュニティセンター | 7人（男1人、女6人） | 13人 |
| | 2018/ 2/27 | 幸袋地区/幸袋公民館 | 16人（男0人、女16人） | 7人 |
| | 2018/ 2/28 | 穂波地区/穂波福祉総合センター | 12人（男1人、女11人） | 8人 |
| | 2018/ 3/13 | 頴田地区/頴田公民館 | 10人（男0人、女10人） | 8人 |

※1：フレイルサポーター養成講座は、地区ごとではなく市内全域からの募集で実施。
※2：直営直轄地区は、立岩、菰田、鯰田、穂波東地区の4地区。

表3 2017年度介護予防プログラム

| 回数 | プログラムテーマ | 講　師 |
|---|---|---|
| 1 | フレイルチェック | |
| 2 | 運動機能向上 | 運動指導員 |
| 3 | 口腔機能向上 | 歯科衛生士 |
| 4 | 栄養改善 | 管理栄養士 |
| 5 | 運動・口腔複合 | 音楽療育活動講師 |
| 6 | 運動機能向上 | 運動指導員 |
| 7 | 口腔機能向上 | 歯科衛生士 |
| 8 | 運動・口腔複合 | 音楽療育活動講師 |
| 9 | 運動機能向上 | 運動指導員 |
| 10 | 運動機能向上 | 運動指導員 |
| 11 | 口腔機能向上 | 歯科衛生士 |
| 12 | フレイルチェック | |

運動　　　　　　4回
口腔　　　　　　3回
栄養　　　　　　1回
運動・口腔複合　2回
　　　　　　計10回

## ４ 2017年度から市が実施主体に

　2017年度からは、市高齢介護課が実施主体となり、飯塚病院の協力を得ながらフレイル予防事業を実施しています（表2）。

　現在、市内には日常生活圏域として12地区がありますが、最初は試行的に6地区を選定し、取り組みました。そこで、単にフレイルチェックを受けるだけではなく、既存の介護予防事業を活かせるよう約半年で行う全12回の介護予防プログラム（表3）を実施しました。

## ５ 2018年度の活動予定

　2017年に実施した要領（表3）で、2018年度は6地区に加え残りのすべての地区でフレイルチェックを実施します。また、年2回のフレイルサポーター養成講座の開催と市民啓発講演会を計画しています。さらに、サポーターとのコミュニケーションを深め、よりサポーター主体の活動となることをめざします。

## 3　市民の手による市民のための活動を意識して

## １ サポーターの主体的な活動を支援

　市民の手による市民のためのフレイル予防活動をめざすためには、サポーター自身の

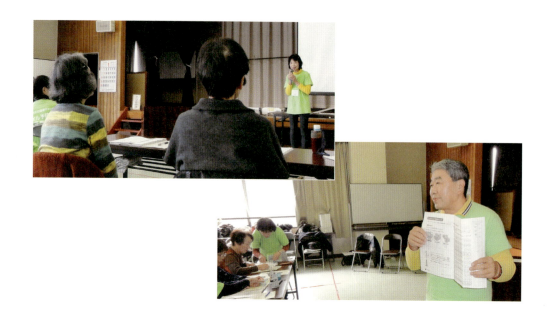

　主体的な活動がもっとも重要です。
　このため、受講者が楽しくフレイルチェックに参加できるような雰囲気づくり、フレイルチェックの測定の練習、さらにはサポーター同士の交流を目的に、フレイルサポーター連絡会を年3回開催しました。
　フレイルチェックをわかりやすく正確に測定する方法や運営の改善点、どうしたら参加者がフレイルチェックの意義を理解して参加してもらえるかなどを考えながら、サポーター・市職員・トレーナーが話し合いを重ねています。
　また、フレイルチェックの進行や講義は、これまですべてのトレーナーが実施していましたが、最近ではサポーターのなかで役割分担を行い、経験を重ねていく機会をつくるなど、少しずつトレーナーからサポーターに役割を移行しています。なかでも、人前で話す機会が多い営業職やバスガイドなどの職歴をもつサポーターが担当すると、フレイルチェック参加者からは「楽しくてとてもわかりやすい」と大好評です。

## 2 フレイルチェック実施後の受け皿整備

　フレイルチェックは、受講者自らが虚弱に気づき、予防に対する意識変容や行動変容のきっかけづくりとするために非常に有効です。しかし行政としては、その後の介護予防活動を自ら継続して行ってもらうために、どのような支援や仕組みづくりをするべきかという課題もありました。
　フレイルチェックで参加者自身が特に弱っている機能に気づき、弱っている機能を回

復させ、維持するために、その受け皿として表3の介護予防プログラムを策定し実施しています。

また、介護予防プログラムに関しても、フレイル予防事業と同様に市民が主体的に参画し、いきいきサロンなど市民の手による介護予防プログラムを地域で提供できることをめざし、段階的に取り組んでいます。

具体的には、2017（平成29）年度は介護予防プログラムに講師を10回派遣しましたが、2018（平成30）年度はこれを3回程度に減らし、専門講師ではなく各地域包括支援センター職員や市民が主体となって実施する計画です。そのために、誰もが実施できるプログラムにすべく、運動・口腔プログラムの媒体（音源CD・掲示物）を作成し、それぞれの地区で活用していく予定です。

## 4　予想以上の反響や変化が

### 1 男性も積極的にサポーターに

2018（平成30）年1月末現在、サポーターは65名（女性47名、男性18名、平均年齢69.7歳、最高齢87歳）です。当初はサポーターの人員確保にかなり不安を抱えていましたが、始めてみると予想以上の反響で、さまざまな地域の団体から問い合わせがありました。この種の公募では男性の参加が少ないのが一般的ですが、フレイル予防事業は男性の積極的な参加が多いのも特徴です。

また、回を重ねるごとに進行も円滑になりました。開始当初は、トレーナーや市職員が不慣れで手間取り、参加者から「時間が長い」「チェックシートの内容がよくわからん」などの指摘もありました。現在はトレーナーや市職員はもちろんサポーターも慣れてきて、非常に効率的・効果的に実施できるようになってきています。

### 2 元気高齢者が地域で生きがいを もって活躍できる役割と場所の提供

これまで市高齢介護課が実施してきた介護予防事業では、主に健康に関心の高い高齢者やフレイル予備軍の参加が多かったのが現状です。

フレイル予防事業を実施したことによって、地域にフレイルチェックに参加する場所をつくるだけでなく、元気高齢者が介護予防の一環として新たに地域で活躍できる場ができました。これはとても有意義でした。

これまで市民を対象とした介護予防サポーター養成では、主に自分や家族の健康のためという参加動機が多数でしたが、この活動ではサポーターが活動する役割や場所があるため、実際にたくさんのサポーターから喜びの声が届いています。

### 3 地域の変化とサポーターの心境にも変化

第1期サポーターの津川律子さん（67）は「自分の住んでいる所は高齢者が多く活動に理解が得られるかどうか不安だったが、地域に少しずつ事業が定着してきていると実感している」と話します。村川基寛さん（61）も「他地域からの見学者も増え、事業の広がりを感じている」と地域内の変化を指摘します。

2人は「この取り組みにやりがいを感じ

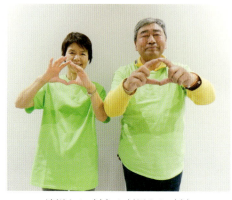

津川さん（左）と村川さん（右）

ている。他人のための活動ではなく、自分自身の生きがいのために活動している」と話しています。津川さんのいまの目標は、「計算が比較的難しい体組成計の測定を1人で実施できるようになること」です。村川さんは「何でも前向きに楽しく取り組むこと、そうすればすべて自分にかえってきます」と話します。サポーターの活動を通して、2人とも心境の変化があったようです。

フレイル予防事業は、高齢者をはじめとする地域住民の自主的活動を誘発する事業であり、地域主体の介護予防活動推進の契機になることが期待されます。とはいえ現在は事業展開の過渡期です。今後、地域の反応や反響などに耳を傾けながら地域との連携を深め、よりよいフレイル予防事業の取り組みを進めていきたいと考えます。

## 5　今後の課題と挑戦

### 1 フレイルサポーターのリーダー養成

事業を開始して2年、トレーナーや市職員主導からようやくサポーター主導で実施できる体制に近づきつつあることを実感します。しかしながら、まだまだ見守りが必要な状況であり、サポーター主導となるまでには時間と経験が必要です。

こうしたことからも、トレーナーとサポーターとの中間的な役割を担うことができる人材の育成が必要で、今後はサポーターの中でリーダー的役割を担う人を養成していくことが重要です。

　さらに現場での精度を高めながら、フレイルサポーター連絡会などを活用するなど、サポーターが主体的に運営に参加できる仕組みを考えていきます。

## 2 市として介護予防の受け皿を整備

　フレイル予防事業の目的は住民の意識・行動変容であることから、フレイルチェックを受けることで気づいた人が、介護予防に努めることのできる受け皿を地域の中で提供していかなければなりません。

　そのためには、高齢者のための介護予防事業だけでなく、中高年の生活習慣病の予防、健康増進・健康維持に関する事業とも連携を図りながら、町全体で住民が予防に関心をもち、自主的に取り組めるようにすることが必要です。

　また、今後はこれまで蓄積したフレイルチェックで得たデータを集計・分析することで、より効率的・効果的な介護予防事業となるように反映させていきたいと考えます。

## 3 引きこもりやすい独居高齢者の参加をめざして

　フレイル予防事業への参加は、主にいきいきサロンに参加している人や健康に関心が高い住民が多く、地域で引きこもり傾向にある1人暮らしの高齢者は参加していません。いきいきサロンのお世話をしているボランティアが誘っても限界があります。

　今後は、老人クラブや民生委員、自治会さらには地域包括支援センターなどと連携を図りながら、フレイル予防事業を真に必要とする人へのアウトリーチ型の取り組みが必要です。

　今後も関係機関・団体と連携を図りながら、市民の手による市民の活動を広げ、この取り組みが「誰もが住み続けられるまちづくり」につながるように推進していきたいと思います。

（小栗和美／飯塚病院介護予防支援センター、小西出孝／飯塚市高齢介護課）

# 第 4 章

## フレイルチェック実践ガイド

# 1 フレイル予防事業 導入の流れ

　フレイルチェックは、どのようなプロセスを経て地域に導入されているのでしょうか。事業の実施規模や位置づけはさまざまですが、導入のプロセスは共通しています。初めに、行政機関がフレイルチェック事業の導入を決定します。その後、行政主導で公開講座（キックオフセミナー）とフレイルサポーター養成研修を実施し、フレイルチェックの本番が実施される流れになります。

　以下、それぞれの段階について詳しく説明します。

**フレイル予防事業導入の流れ**

行政機関による事業導入準備　→　公開講座（キックオフセミナー）　→　フレイルサポーター養成研修　→　フレイルチェックの実施

## Ⅰ　行政による事業実施の決定

　まずは、行政機関による公的事業として、フレイルチェックを実施することを確定させなければなりません。現時点では、持続可能性や発展性の観点から、フレイルチェック事業の主体は行政機関に限られています。市民が「自分の地域でフレイルチェックを実施したい！」と思ったときには、まず行政に実施を促さなければなりません。

　導入の検討段階においては、行政機関が先行地域の情報収集や見学を通してイメージを具体化し、自らの地域における事業の位置づけを整理し、必要な予算措置を講じながら詳細な活動計画を立てることが求められます。

フレイルチェック事業の必要経費項目

| 項　目 | 内　訳 |
|---|---|
| 謝金・交通費 | 研修講師・フレイルトレーナー・フレイルサポーター |
| 物　品　費 | 体組成計・電卓（手足の筋肉量測定用） |
| | 健口くんハンディ（滑舌測定用） |
| | 握力計（握力測定用） |
| | インサーテープ（ふくらはぎ周囲長測定用） |
| 印　刷　費 | 養成テキスト（フレイルトレーナー・フレイルサポーター） |
| | フレイルチェック資料<br>（簡易チェックシート・深掘りチェックシート・質問票・アンケート） |
| | フレイル予防ハンドブック |
| | その他資料（同意書、地域資源の資料等） |
| 消　耗　品　費 | 青丸・赤丸シール |
| | ウエットティッシュ |
| | その他文房具（鉛筆、はさみ、電池等） |

※必要最小限の物品を揃えるのに20万円程度かかります。また、ある自治体では、フレイルチェック参加者1人1回当たり約1,000円のランニングコストがかかると算出されています。

## 2　キックオフセミナー等の開催

　導入することが決定された後、これまでの一般的な流れとしては、事業担当課がフレイル予防をテーマとした公開講座（キックオフセミナー）を開催します。当該地域においてフレイルチェックを実施し、フレイル予防を通した健康長寿のまちづくりを実現しようとする気運を高めることが目的です。まちぐるみの活動に発展させていくため、関心のある住民だけでなく、行政のトップや他部署の職員、地域包括支援センター、医師会等の職能団体、民間組織など、多様な関係者を多く呼び込むことが大切です。

　公開講座では、飯島勝矢教授をはじめとする東京大学高齢社会総合研究機構のスタッ

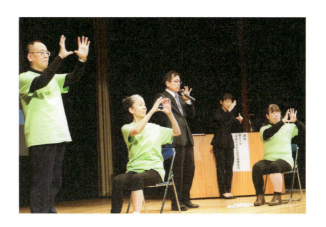

西東京市のキックオフセミナーの様子。茅ヶ崎市のフレイルサポーターが応援に駆け付けた。先輩サポーターの生きいきとした姿が、セミナー参加者を魅了していく。

フが講師になり、フレイル概念やフレイル予防のためのポイント、事業の全体像と実績等が伝えられ、フレイルチェックの体験（簡易チェックを用いる等）も行われます。先行地域のフレイルサポーターが応援に駆け付けることも多く、この先輩サポーターらが生きいきと活動する姿を市民が見ることにより、さらなる動機づけになっています。

## 3 フレイルサポーターの養成

　次に、フレイルチェックの担い手となるフレイルサポーターの養成研修を開催します。担当課が希望者を20〜30名程度募り、3時間×2回の研修を行います。参加者の募集方法は、広報紙による公募、他の活動をしているボランティアへの声かけ、キックオフセミナー参加者への周知などさまざまです。

　また、初回の養成研修には、地域の専門職1〜2名が参加する場合もあります。研修に参加した専門職はフレイルサポーターの指導助言役（フレイルトレーナー）として、行政機関とサポーターの間で事業を円滑に走らせるためのきめ細かなフォローを行います。

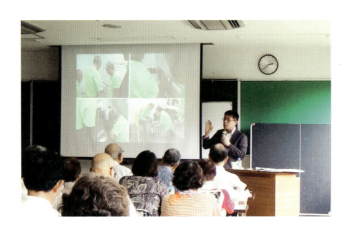

茅ヶ崎市におけるフレイルサポーター養成研修の様子。参加者のバックグランドはさまざま。介護予防事業などですでに地域で活躍している市民も多い。

## 4 フレイルチェックの実施

　キックオフセミナー、フレイルサポーター養成研修が終わると、いよいよフレイルチェックが始まります。

　実施形態や頻度は、地域によって異なります。決まった会場で定期的に実施する「定点型」、地域ごとに実施する「地域型」、そして住民グループの依頼に応じる形で実施される「アウトリーチ型」が、それぞれの地域の状況に合わせて組み合わされています。いずれの形で実施する場合にも、参加者が半年〜1年後に再びフレイルチェックを受け

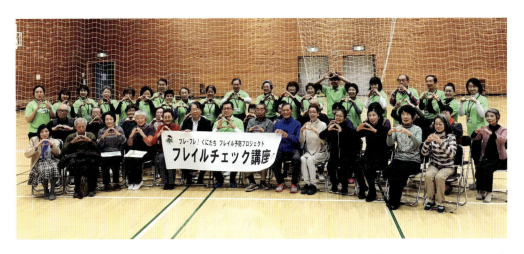

国立市において実施された第1回目のフレイルチェック。国立市行政、東京大学、フレイルサポーター、参加市民が一体になり、大いに盛り上がった。

られるようにする配慮が必要になります。

　基本的には、フレイルチェックの実施会場や回数は漸増していきます。そして、フレイルサポーターの定着率等を見ながら、フレイルサポーター養成研修を追加実施することになります。多くの場合、第2回目以降のフレイルサポーター養成研修は、同じ地域のフレイルトレーナーと先輩のフレイルサポーターにより実施されます。

# 2 フレイルトレーナー、フレイルサポーター養成

　フレイルチェックは、参加者と同じ地域に暮らす高齢市民サポーターの手で担われています。行政機関が主催する3時間×2回にわたる養成研修を受けた高齢者は、フレイルサポーターとして、地域でのフレイルチェック活動に従事します。全国で展開されているこのフレイルチェックの「活動のシンボル」にもなっている黄緑色のシャツ（全国共通のユニフォーム）に身を包み、フ

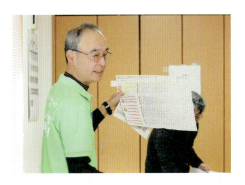

フレイルチェックの進行をしているフレイルサポーター。全体の様子を見ながら緩急をつけ、わかりやすい説明を心がけている。

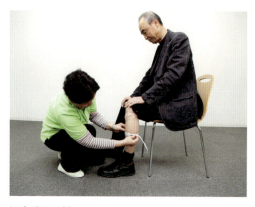
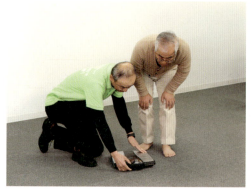

測定練習の様子。フレイルチェックの現場でスムーズに実施できるように、フレイルサポーター同士で測定練習を繰り返す。

レイルチェックの準備、進行、測定、結果説明のすべてを行うことになります。

　フレイルサポーター養成研修は、講義、フレイルチェック体験、測定練習で構成されています。東京大学高齢社会総合研究機構が作成したテキストを用いた講義では、フレイルとその最大の原因であるサルコペニア（筋肉減少）についての学術的説明、東京大学高齢社会総合研究機構による高齢者大規模健康調査コホート研究（柏スタディ）からのさまざまな知見、フレイルチェックのねらいと内容等が伝えられます。

　講義の後は、実際にチェックシートを使いながらフレイルチェックを体験し、機器を使った測定練習も行います。参加者は、フレイルチェックの現場をイメージしながら、徐々に知識や技術を習得していきます。

　この研修の中で伝えられているものは、知識や技術ばかりではありません。フレイルサポーターとしてのマインド（心構え）もしっかりと伝えられます。

　協調性をもってチームとして取り組むこと、流れについていけない人などさまざまな

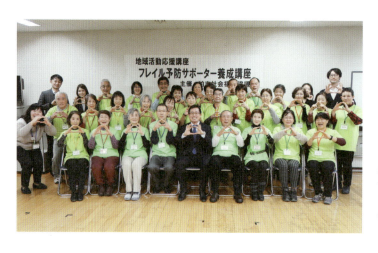

柏市における研修終了後の記念撮影。参加者の表情から、研修をやり遂げた充実感と今後の活動への使命感が見てとれる。

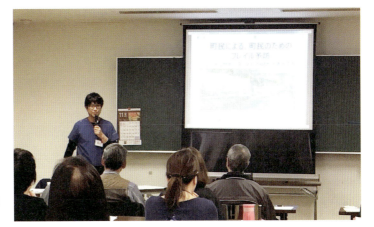

神奈川県湯河原町で行われたフレイルトレーナーによるフレイルサポーター養成研修の様子。フレイルトレーナーは、フレイル予防の専門的知識と地域ネットワークを併せ持つ貴重な人材。自治体やフレイルサポーターへのサポートを継続的に行っている。

参加者に配慮すること、学術研究の一翼を担っている自覚をもち、正確なデータ収集を心がけること、後輩フレイルサポーターや他地域へのサポート精神をもつことなどが教育されています。

　担い手にマインドがなくては、どんなにすばらしい内容の活動を提供しても、受け手には届きません。知識や技術、そして熱いマインドを併せ持ったフレイルサポーターが養成されています。

　フレイルサポーターは、養成研修で習得した知識やスキルを維持向上するため、フレイルサポーター同士による測定練習会、フレイルチェックの進行役になるための勉強会、他の自治体の事業立ち上げの応援などの機会を積極的に活用しています。

　フレイルサポーターの養成人数が100名を超えた千葉県柏市では、フレイルサポーター連絡会が設立され、フレイルサポーター間の交流や知識・スキル向上のための勉強会が定期的に実施されています。将来的には、自治体の枠を超えて全国のフレイルサポーターがつながる「全国フレイルサポーター連絡会」のような組織が設立されるかもしれません。

　フレイルチェック活動が軌道に乗るまでのサポートは当初、東京大学高齢社会総合研究機構のスタッフが行っていました。現在、それぞれの地域にはフレイルトレーナーと呼ばれる指導者が配置され、きめ細やかなサポートを行っています。

　フレイルトレーナーは、行政機関の推薦などによって選ばれる現役の専門職（理学療法士など）です。フレイルサポーター養成研修を受講し、フレイルチェックの現場を取り仕切る経験を積み重ねた後、自らがフレイルサポーター養成研修を実施します。そして、自治体とフレイルサポーターの間で、フレイルチェック活動が円滑に進むような手助けをしています。

# 3 | フレイルチェックの実施

　フレイルチェックは、市民同士で楽しく行える約2時間のプログラムです。栄養（食と口腔機能）、運動、社会参加に関するさまざまなチェック項目を測定し、自分自身のフレイルの兆候に気づき、それを自分事化することを目的にしています。チェックの後には、同じ地域に暮らすフレイルサポーターや行政から、フレイル予防に役立つさまざまな情報が提供されます。

| 所要時間 | 活動内容 | 役割分担 |
|---|---|---|
| （30分） | 会場設営、役割確認、参加者案内 | 全員 |
| 10分 | 導入 | 進行役 |
| 15分 | 簡易チェック（指輪っかテスト等） | 進行役 |
| 5分 | 深掘りチェック（噛む力） | 進行役 |
| 40分 | 深掘りチェック（測定：滑舌等） | 全員 |
| 15分 | 深掘りチェック（質問票：お口の元気度等） | 進行役 |
| 25分 | ハンドブック説明 | 進行役 |
| 10分 | アンケート、データ収集 | 進行役 |
| （30分） | 片付け、振り返り | 全員 |

※フレイルチェックの流れ。約2時間のプログラムを、進行役が中心に進め、全員でサポートする。会場設営などの準備から振り返りまでを、一つのチームとしてやり遂げる。

## ｜ 準備

　参加人数に合わせて、机、椅子、配布資料等を用意します。隣の人が気にならないように、なるべくゆったりと配置するようにします。

　体組成計などの測定機器は、事前に動作確認をしておきます。測定場所が近づきすぎないように気をつけて配置します。滑舌の測定は、静かな環境（別室など）でできるように工夫します。

参加者が来たら、笑顔で話しかけ、席に案内します。必要事項の記入を促したり、1人でチェックを始めないように注意したりします。参加者の様子をしっかり観察し、積極的にコミュニケーションをとって緊張をほぐします。

　上記すべての準備作業をフレイルサポーター全員で行います。

## 2　導入

　進行役のフレイルサポーターが、フレイルやフレイル予防のポイント、フレイルチェックの流れなどについて簡潔に説明します。実際のチェックに入る前に、フレイルの意味や重要性をしっかり理解してもらうことが目的です。分かりやすく説明するために、紙芝居を作るなどの工夫をしている地域もあります。

　フレイル兆候の早期発見の重要性と意義を説明し、たとえ赤シール（フレイル兆候あり）の結果があっても、「早めに自分の弱いところを見つけられてよかった」とポジティブに捉えてもらうように伝えます。

　また、フレイルサポーターが同じ地域に暮らしていることも紹介し、参加者が安心してチェックを受けられるような雰囲気をつくります。

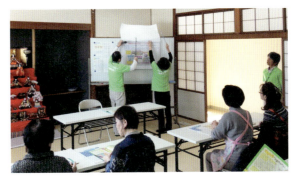

福井県あわら市では、サポーター手作りの紙芝居を使った説明が行われている。

## 3　簡易チェック

　まずは、全員で指輪っかテストを行います。進行役が手本を見せて、参加者がきちんと行えるようにフレイルサポーター全員でフォローをします。このテストでは、利き足ではないほうのふくらはぎを「指輪っか」で囲って、筋肉量を簡単に測ることができます。身体を動かすことによって、会場の雰囲気が一気に明るくなります。

　続いて、栄養、口腔、運動、社会性、こころに関する11の質問から成るイレブン・チェックを行います。進行役のサポーターが一問一問ていねいに読み上げ、参加者は当てはまる回答に青（好ましい生活習慣）または赤（好ましくない生活習慣）のシールを貼っていきます。

フレイルチェックの初めに使用する簡易チェックシート（巻末資料として掲載）。一つひとつのチェック項目に対し、青と赤のシールを貼りつける。裏面には、ワンポイントアドバイスもある。

## 4 深掘りチェック（測定）

　噛む筋肉の強さを、咬筋触診で確認します。フレイルサポーターは、手本を見せたり、参加者がきちんと咬筋を触れるようにフォローしたりします。

　その後、参加者は深掘りチェックシートを持って、滑舌、片足立ち上がり、ふくらはぎ周囲長、握力、手足の筋肉量を測定してまわります。フレイルサポーターは、参加者一人ひとりが安全にしっかりと測定できるようにサポートします。青シールがついたと

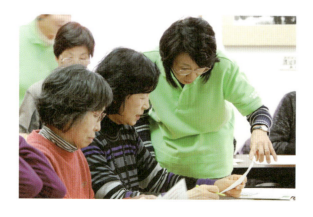

参加者の質問に答えるフレイルサポーター。近すぎず、遠すぎずの適切な距離感を意識しながら、きめ細かなサポートをていねいに行っている。

きは全員で称賛し、赤シールがついたときも必要以上に落ち込まないように話します。

　測定がすべて終わった後は、席に戻って、お口の元気度、人とのつながり、組織参加、支え合いに関する質問票に回答します。進行役のフレイルサポーターが一問一問ていねいに読み上げ、それぞれの合計点数を深掘りチェックシートに記載します。フレイルサポーターは、答えを誘導しないように注意しながら、参加者の質問に答えます。

## 5 「フレイル予防ハンドブック」の説明

　東京大学高齢社会総合研究機構が作成した「フレイル予防ハンドブック」を使い、フレイルチェックの結果について説明をします。それぞれのチェックにどのような意味があったのか、そしてどのようなことに気をつければよいのか、参加者に分かりやすいように進行役のサポーターがしっかりと説明します。

　フレイルチェックを実施している自治体では、それぞれオリジナルの資料を作っています。フレイル予防に役立つ地域情報を小冊子にまとめ、サポーターや行政担当者が紹介しています。フレイルチェックによる気づきを行動につなげるため、地域に根差した情報の提供は非常に大切です。

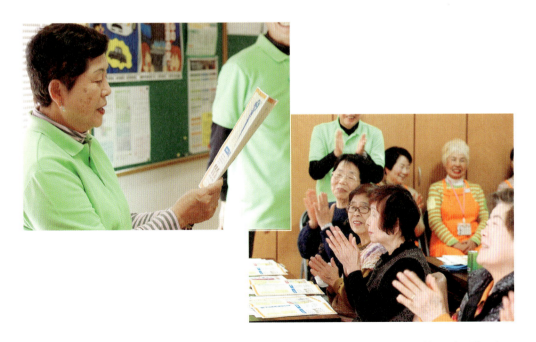

フレイル予防ハンドブックを使って説明をするサポーターと参加者。それぞれの結果に対して何が必要なのか、何ができるのかを知ることができる。

## 6　データ収集

サポーターがフレイルチェックのデータを回収します。慎重に、回答漏れや間違いがないか、人数分揃っているかを確認します。フレイルチェックは単なる地域活動ではありません。全国のフレイルチェックのデータは集積され、フレイル予防に資するための研究に使用されます。

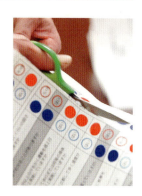

## 7　片付け、振り返り

データ収集、確認後、フレイルサポーター全員で参加者を見送ります。次回フレイルチェックの案内も行い、継続的な参加を促します。

最後に、サポーターや行政関係者でその日の活動を振り返り、よかったことや反省点を共有します。全員で会場を元の状態に戻し、解散します。

# 4　フレイルチェックの実施形態

フレイルチェックには、さまざまな実施形態があります。それぞれの地域に合った形で、定点型、地域型、アウトリーチ型が組み合わされて実施されています。また、フレイルチェック終了後、参加者を定期的にフォローしている自治体もあります。以下にそれぞれの特徴をまとめました。

## 1　定点型

定点型は、自治体の施設などで、定期的にフレイルチェックを実施する方法です。多くの場合、広報紙などで場所や時間が住民に周知され、関心のある人が申し込みをします。たとえば神奈川県厚木市では、駅近くの同じ会場で年間8回もフレイルチェックを

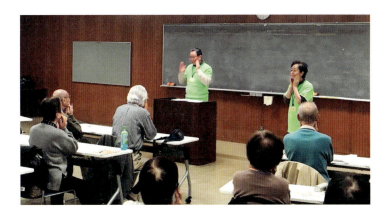

厚木市におけるフレイルチェック風景。同じ会場で定期的に実施されているため、繰り返し参加する人も多い。（写真は咬筋触診の場面）

実施しています。

　定点型は、会場設営や準備の面で利点があり、参加者にも「いつでもここに来られる」という安心感を与えられます。自治体にとって、もっとも負担の少ない方法と言えるかもしれません。

　一方、交通アクセスが難しい人が参加しない、関心の低い人を巻き込むことが難しい、知らない人が集まるので雰囲気が固くなる、といった課題もあります。

### 2　地域型

　地域型は、フレイルチェックを地域ごとに実施する方法です。この方法は、特に後期高齢者が会場にアクセスしやすいという利点があり、定点型よりも多様な高齢者が参加する傾向があります。

　地域の分け方は自治体によってさまざまで、南北と二つに分けることもあれば、コミュニティレベルで分けることもあります。多くの自治体では、担当課が直営で各地域におけるフレイルチェックを実施しています。

　千葉県柏市では、地域包括支援センターがそれぞれの管轄コミュニティのフレイル

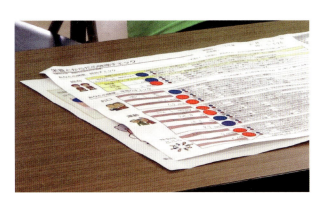

地域包括支援センター主催のフレイルチェックでは、地域包括のスタッフと赤シールの多い人がつながることができる。フレイルチェックには、赤シールの多い人を専門職につなげるスクリーニングツールとしての機能もある。

チェックを実施しています。自治体の担当課がさまざまな地域でフレイルチェックを実施する場合と異なり、会場選び、参加者集めの方法、他の介護予防事業との関連付けなど、それぞれの地域包括支援センターの特色が出ています。フレイルチェック参加者のうち、特別な支援を必要とするような人がいた場合、直接その人と地域包括支援センターがつながることができるという利点もあります。

## 3　アウトリーチ型

　地域住民グループからの要請に対し、フレイルチェックを出前して実施するという方法もあります。これをアウトリーチ型と呼んでいます。
　この方法では、定期的に地域住民が集まっている通いの場（地域サロン等）でフレイルチェックが実施されるため、あまり関心のない人も巻き込めるという利点があります。また、参加者同士がすでに知り合いであることが多いため、雰囲気が大変よく、リピート率もとても高くなっています。
　課題としては、申込者が内容をきちんと理解していないことがある、時間の制約がある、フレイルチェックに適さない会場がある、などがあります。
　神奈川県茅ヶ崎市では、フレイルサポーターが地域サロンなどに出向いてフレイルチェックの簡単な説明と体験を行い、定点・地域型のフレイルチェックの呼び水にするといった試みも行われています。

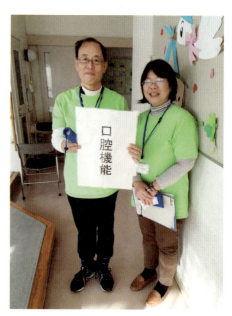

地域型では会場のサイズやロケーションもまちまちのため、会場設定にも一工夫が必要だが、これもサポーターの醍醐味の一つ。写真は、滑舌の測定に適した静かな場所を探す茅ヶ崎市のフレイルサポーター。

## 4　その他

　フレイルチェック参加者をフォローするような取り組みも生まれています。
　東京都西東京市では、フレイルチェック終了から1か月後に、同じ会場で同じ参加者を対象に、フレイルチェック結果の振り返りや目標設定などを促すための「ミニ講座」

を開いています。サポーターがファシリテーターとして参加するこの取り組みは、参加者同士のつながりが強化され、リピート率の向上にもつながるという効果だけではなく、自治体にとってもフレイルチェックによる住民の意識・行動変容を目の当たりにできる貴重な機会になっているようです。

今後、フレイルチェックの参加者が、その日の結果を振り返ったり、次回までの目標設定をしたりする場が増えていくことが望まれます。

### フレイルチェック実施型ごとの利点と欠点

| | 定点型 | 地域型 | アウトリーチ型 |
|---|---|---|---|
| 利点 | ●会場準備がやりやすい<br>●サポーターを集めやすい<br>●宣伝・広報がやりやすい | ●地域住民のアクセスが容易<br>●地域住民がつながる機会になる<br>●地域包括支援センターとつなげやすい<br>●参加者を追跡しやすい<br>●無関心層を取り込みやすい | ●近隣住民のアクセスが容易<br>●参加者が知り合い同士<br>●雰囲気が明るい |
| 欠点 | ●アクセスできる住民が限られる<br>●参加者が知らない人同士<br>●雰囲気が固い<br>●参加者が集まりにくいことがある<br>●ヘルスリテラシーが高い人だけが集まる | ●物品や資料の移動・管理が大変<br>●会場が見つからないことがある<br>●サポーターが集まりにくいことがある | ●物品や資料の移動・管理が大変<br>●会場の様子が分からない<br>●サポーターが集まりにくいことがある<br>●時間制限があることが多い<br>●主催者が内容を誤解していることがある |

## 5 行政担当者会議

2018（平成30）年2月、東京大学高齢社会総合研究機構は、フレイルチェックを導入している地域の行政担当者を対象にした会議を開催しました。フレイルチェック事業にかかる実務レベルの課題や解決策の共有と、行政担当者間のつながりの強化が目的でした。

首都圏ですでにフレイルチェックを実施している、もしくは近い将来実施することが決まっている10の自治体の担当職員が参加し、先行して事業を実施している柏市、茅ヶ崎市、

小田原市、厚木市、西東京市、杉並区がそれぞれの現状や課題、今後の展開などについて報告をしました。活発な意見交換がなされ、フレイルチェックの最前線で最も汗をかいている担当者が学び合い、つながり、想いを一つにする貴重な機会になりました。

次に、それぞれの行政担当による発言と質疑応答の要約を紹介します。

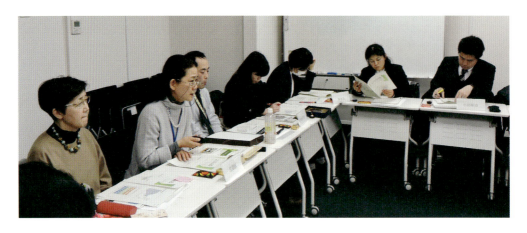

行政担当者会議の様子。それぞれの課題や取り組みが共有され、自治体の枠を超えた横の連携が生まれた。

## 柏市

- 今後、65歳以上の高齢者（特に後期高齢者）の人口の割合が増加する。
- 2018（平成30）年度はフレイルチェックを57回実施する見込みである。利便性（会場へのアクセスのしやすさ）を確保できるよう、フレイルチェックはコミュニティ別に行っている。
- 市内に2か所ある介護予防センターや業務委託をしている地域包括支援センターが実施主体になっている。また、市民グループの申請に応える出前講座も行っている。
- 広報紙は80％以上の高齢者が見ているため、サポーターやフレイルチェック参加者の募集に使っている。また、ホームページやツイッターでの情報発信もしているが、これは市内よりも市外へのプロモーションになっているようである。
- サポーターとの連絡はPCメールや郵便で行い、補助的に携帯電話のメールやファックスを利用している。サポーターが100名を超え、連絡の方法に苦慮している。工夫できることはないか検討中である。
- 2017年にサポーターの知識・技術の研鑽および交流を目的とした「かしわフレイル予防サポーター連絡会」が発足した。自治体主導ではなく、サポーターによる幹事会が活動の企画運営をしている。活動は年4回程度の実施。

●サポーターや参加者へのインタビューでは、非常に前向きな反応が得られている。

●柏市在宅リハビリテーション連絡会の会長と理事がトレーナーになり、今後のサポーター養成講座の講師を務める予定である。

●フレイル予防に役立つ地域資源をまとめた「かしわフレイル予防ガイドブック」を作成した。過去の結果を貼り付けるページや、次回に向けた目標を記載するページも入れた。

●柏市の介護予防事業予算約5,000万円の中、フレイルチェック50回でも100万円に届かないので、経費は少ないと考えている。地域支援事業交付金を利用している。

●フレイル予防によるまちづくりを実現するため、庁内および地域との連携を促す「柏フレイル予防プロジェクト2025」を立ち上げた。定期的に推進委員会を開催し、議論している。

●今後、地域包括支援センター等と調整してハイリスク者への対応を改善させる。また、介護予防センターの機能強化により、市民の自主的なフレイル予防活動を支援する仕組みを整える。さらに、地域サロンにフレイルチェックを売り込み、積極的な事業展開を行っていく。

## 2 茅ヶ崎市

●茅ヶ崎市では「豊かな長寿社会に向けたまちづくり」というプロジェクトチームをつくり、庁内横断的な取り組みを進めている。

●リピーター専用のフレイルチェックを年1回は開催しようと調整している。フレイルチェック後にグループディスカッションを行い、結果の振り返りや目標設定を行う予定である。

●広報紙やホームページ、メール配信、介護予防教室での宣伝を行っている。一度、民生委員のみを対象としたフレイルチェックを開催したことがあり、参加した民生委員が、それぞれの地域の住民に参加を呼びかける流れができた。

●転倒予防教室や栄養教室などのフレイル予防事業をまとめた冊子を作り、参加者に配布している。内容は、頻回にアップデートしている。

●企画経営課でフレイルチェックを行ったので、保健福祉関係の課だけではなく、庁内横断的に活動を進めることができた。

●アウトリーチ活動として、フレイル予防ミニ講座を行っている。サポーターが講師役になり、フレイルチェックへの呼び水としている。

●フレイルチェックの進行を担うサポーターを初年度に4名、2年目に2名養成した。サ

ポーター同士が定期的に集まって台本作りやロールプレイングなどを行い、そこに市の職員も参加した。

●サポーターは、他地域の事業立ち上げ応援や飯島教授の講演の手伝いで、市外で活躍することも多かった。このようなフレイルチェック以外の活動も、モチベーションの維持・向上につながっている。

●今後、企画経営課から高齢福祉介護課へのスムーズな事務移管をめざす。また、専門職との連携（特にオーラルフレイル予防を中心とした歯科医師との連携）を深め、フレイル予防の啓発を加速させ、民間企業との連携の可能性についても模索していきたい。

## 3　小田原市

●平成27年度と28年度に、神奈川県事業のモデルフィールドとしてフレイルチェックを実施した。

●フレイルチェックの参加者は、公募と筋トレクラブ関係者への声かけにより集めた。フレイルサポーターは、老人会の女性部に声かけをして集めた。

●フレイルチェック事業の実施を通し、地域において何らかの支援を必要とする高齢者を早期に把握し、介護予防の取り組みにつなげていく重要性を認識した。

## 4　厚木市

●初年度の厚木市のサポーターは、茅ヶ崎市や小田原市におけるフレイルサポーター養成研修を受講してサポーターになった。こちらからは交通費も出していない。

●参加しやすい駅近の会場で年8回実施している。自分の地域でやってほしいという要望に十分に応えられておらず、定点型の弱みも感じている。

●フレイルチェックの実施曜日や時間帯は、サポーターや参加者の予定を考慮し、あえて固定しないように工夫している。

●フレイルチェックへの参加者が10名ほどしか集まらず苦労していたが、参加した人へハガキで呼びかけたところ40名ほどの応募があった。

●サポーター集めも苦労しており、8020運動をしている人たちに参加を呼びかけたりもした。

●厚木では、無償でサポーター活動をしてもらっている。その代わり、自治体独自のポイント制度を利用して、サポーター活動にインセンティブをつけることにした。

●サポーターへの連絡は、行政担当者から電話または郵便で行っている。

- 全盲の方に参加してもらった経験から、今後もハンディキャップのある人たちが参加できるような工夫をしていきたい。
- フレイルチェック後の情報提供の取り組みが課題。茅ヶ崎市などほかの自治体の活動を参考にしていきたい。
- 2018（平成30）年度の財源は、一般介護予防事業の地域支援活動事業費に50万円計上している。
- 今後、地域の施設や出前講座でもフレイルチェックを実施していきたい。また、フレイルチェックを広くPRし、他課や地域包括支援センターとの連携を深め、フレイルチェック後のフォローについても検討していきたい。
- これから事業が大きくなると、サポーター不足が懸念される。しかし、いまできている輪も大切にしたいので、サポーターは少人数ずつ増やしていく予定である。

## 5　西東京市

- 指輪っかテストをモチーフにしたフレイル予防のロゴを作成した。
- 東京大学IOGと協定を締結し、事業を展開している。
- 飯島教授によるキックオフセミナーには443名もの市民が参加した。茅ヶ崎から先輩サポーターに駆けつけてもらい、大いに盛り上がった。
- 2017（平成29）年度は、フレイルトレーナー3名とフレイルサポーター25名を養成した。
- エリアごとにフレイルチェックの参加者を募集している。市報、ホームページでの募集で毎回満員になっている。会場は、これまで介護予防事業が行われてきた場所にしている。
- リピート率に注力してきた。第2回までを一連のセット事業とし、1回目を受けた人しか2回目を受けられない仕組みにしている。第1回フレイルチェックの1か月後にミニ講座とグループワークを行い、第2回フレイルチェックの2週間前には郵送で勧奨通知を送付している。平均リピート率は70％以上になっている。また、イベントカレンダーや次回の日程が書かれたマグネットを配布したりもしている。
- 茅ヶ崎市の冊子を参考に、地域活動等のフレイル予防資源をまとめた冊子を作成した。
- 啓発のためのフレイル予防出張講座を行っている。1時間のミニ講座で、市の職員、トレーナー、サポーター2～3名が出向き、簡易チェック等を行っている。サポーターにとっては、人前で話す練習にもなっているようである。土日も実施している。
- 2018（平成30）年度に高齢者元気度アンケート（悉皆調査）を実施予定。フレイル

の視点を取り入れ、地域分析が可能になるように、大学と連携してアンケートを作成している。

●市議会や都議会への働きかけを行い、議員の中でもフレイル予防に対する関心が高まっている。フレイル予防関連予算は、市の一般会計50％と、東京都の補助金50％から成っている。平成29年度の予算から、平成30年度は43％の増額を見込んでいる（事業拡大に伴い、トレーナーやサポーターへの謝金支出が増えるため）。

●フレイル予防はまちづくりであり、高齢者のみの問題ではないという理念から、特別会計ではなく、一般会計で計上している。

●今後、市主催のフレイルチェックに加え、地域団体主催のフレイルチェックを実施する。団体サポーターを養成し、地域団体が自分たちでフレイルチェックを継続的に行えるようにしていく。

---

### 6　東京都杉並区

●要支援者の増加が見込まれている。フレイルチェックによるこの集団への効果を期待している。

●飯島教授の講演会（キックオフセミナー）の参加者258名にサポーター養成研修を案内し、28名のサポーターを養成した。

●この事業を、健康づくりと介護予防の架け橋と捉えている。西東京市と同様、65歳以上の話題にしたくはないということで、すべて一般会計で行っている。

●地域医療支援病院と連携し、フレイルトレーナーとして専門職6名を派遣してもらっている。

●フレイルサポーターの自主活動（自主トレーニングや地域における啓発活動など）が盛んに行われている。

●西東京市の取り組みを参考に、フレイルチェック後の集いを開催したが、4名しか来なかった。区民から、受け取る情報が過多になりやすく、忘れてしまうことが多いとの意見を得た。リマインドの必要性を感じている。

●今年度の取り組みが認められて、杉並区のさまざまな計画にフレイル予防が記載される予定になっている。今後の課題として、高齢者の孤食（特に女性）を取り上げ、ヘルシーメニュー推奨店等のPRをしていく。

●今後も、フレイルサポーターを中心に区内のフレイル予防を進めていく。健診にフレイルチェック項目を入れるなど、さまざまな関係者が連携する取り組みも行っていく。

# 自治体から東大への質問 Q&A

**Q** サポーターや参加者に保険をかけるべきか？

**A** ほとんどの自治体は、地域活動に関する保険に加入している。

**Q** トレーナーやサポーターへの謝金は？

**A** 自治体により金額はさまざま。無償のところもある。トレーナーに協力してもらう場合には、仕事を休んで来てもらうことになるので、相応の額の謝金が必要と考えられる。

**Q** すでにサポーターが自立してフレイルチェックを行っている。トレーナーはいなくてもよいか？

**A** 普段のフレイルチェックがサポーターだけで自走している場合、無理にトレーナーを入れる必要はない。ただし、養成研修を開催する場合などには、近隣自治体のトレーナーなどに協力してもらう体制を整える必要がある。

**Q** フレイルチェックデータの自治体ごとの結果を知りたい。

**A** 現状では、東大から一つひとつの自治体へのフィードバックは難しい。全国レベルの分析結果などを、ニュースレター等の媒体で発信することを予定している。データは自治体に帰属するので、独自の分析等を進めてほしい。分析方法についてはいつでも相談してほしい。今後、データのIT化を進め、個別のフィードバックにも対応できるようにしていきたい。

**Q** 新規参加者とリピーターの理想バランスは？

**A** 明確な答えはないが、意識して仕掛けなければリピーターは増えない。まずはリピート率を上げることにこだわってほしい。

**Q** フレイルチェックの間に何をしていたのかは、現在のチェック項目だけでは測れないのでは？ 独自のアンケートを加えてよいか？

**A** 独自のアンケートを追加するのは構わないが、ただでさえ盛りだくさんな内容なの

で、参加者の負担を考えた分量にするのが望ましい。ある程度対象を絞って調査する方がよいかもしれない。

**Q　参加者一人ひとりに前回のデータを示すことはできないか？**

**A**　基本的に、フレイルチェックの結果は参加者の自己管理をお願いしている。参加者が管理しやすいような工夫（ファイル配布など）をお願いしたい。

**Q　このような取り組みには、関心の高い人しか来ない。各地域でフレイルチェックを盛り立てていくにはどのような工夫が必要か？**

**A**　重み付けをしたポピュレーションアプローチを行う必要がある。赤シールが多い人や男性などの参加を促す回を設ける、特定の地域を対象にするなどの工夫が必要かもしれない。答えは一つではないので、いっしょに有効策を考えていただきたい。

**Q　広報する場合、どこまで情報を載せてよいか？**

**A**　すでに事業を導入している地域では、簡易チェックなどを使って広報してもらうのは構わない。ただし、フレイルチェックの本番への呼び水にするような使い方をしてほしい。簡易チェックだけでよい、ということにならないように注意していただきたい。

# エピローグ
## *Epilogue*

## フレイル予防の気運を高めるムーブメントを

　私は、自身が医師であることから、個々の病気・疾患に対する治療や管理を徹底的に追い求めてきた人生でした。しかし、やればやるほど、それ以外にももっと重要なものの存在が見えてきます。それが「予防、虚弱予防」なのです。

　いま、わが国日本は高度な医療水準にまで達したわけですが、一方で、虚弱予防の視点はどれくらい国民に周知されているのでしょうか。どれくらい地域に根付いているのでしょうか。既存の予防活動がどれくらい多くの住民に"見える化"され、参加し、継続性をもたせることができているでしょうか。これを考え直すと、まだまだ課題は山積しています。

　私は虚弱予防の分野において、もっともっと研究し、新たな学術的知見（いわゆるエビデンス）をもっと生み出し、そしてそのエビデンスをわかりやすい表現にして、日本全国に届けたいと考えました。そのステップを振り返ると、以下のような流れを歩んできました。

　まず、虚弱予防の研究として、改めて「高齢者の食」という視点に焦点を合わせ、口から食べ続けられる能力（＝食力）をいつまでも維持できるように、千葉県柏市在住の65歳以上の人たちに参加してもらいながら、大規模高齢者縦断追跡コホート研究（柏スタディー）を仕掛けました。

　いまもなお継続されているこのコホート研究では、1人の対象者に対して、身体計測、身体機能、歯科口腔機能、血液データ、問診、栄養状態評価、認知機能、社会性の評価等々、数多くのデータを経年的に追跡しています。経年変化も見られる膨大なそのデータベースから数々の新たなエビデンスを生み出し、それらを国際学術論文として世界中に発信しています。その代表格が「指輪っかテスト」であり、「オーラルフレイル」概念です。いまや全国の人たちから注目され、積極的に活用されています。

　次なるステップとして、従来の研究から構築されたさまざまな評価方法も踏まえ、さらに私たちの研究からの新たなエビデンスを十分に盛り込み作成されたものが「フレイルチェック」です。これは専門職が中心となって地域で実施するものではなく、地域の元気シニアにフレイルサポーターとなってもらい、高齢期の同世代同士の集団で、地域の集いの場で実施していきながら、その場を「気づきの場」にしていくことをねらった

ものです。

さらに、そこには現役専門職から構成されるフレイルトレーナーも同時並行で養成しながら、「フレイルトレーナー・フレイルサポーター養成システム」を構築する流れに入ったわけです。

モデル地域として位置付けた自治体で、このフレイルチェックを実施したところ、参加した住民にはさまざまな分野にわたる気づきがあり、その気づきが明らかに意識変容や行動変容にまでつながってきていることが確認されました。

私たちが提唱するフレイルチェックという場は、決して病気探しのような雰囲気でもなく、笑いが絶えないなどエンターテイメント性も高く、楽しみながら自分のさまざまな衰えを"見せる化"できるように設計されたものです。それが多くの住民に好評で、元気シニアによるフレイルサポーターのためにもなっており、サポーター自身の健康観もさらに好循環に入っているようです。

これらの大きな手応えを感じることができ、私たちはいままさに全国へ展開していく流れとなったわけです。

「フレイル」という言葉が生まれてから約4年がたちました。老年医学をはじめ高齢者を対象とするさまざまな学術分野では、フレイルの重要性が認識され、学会でも頻繁に議論されるテーマになっています。また、全国各地の市民公開講座や行政メンバー対象の勉強会において「フレイルを知っていますか？」と問いかけてみると、初めの頃こそ手を挙げる人は少なかったものの、最近ではかなりの割合で手が挙がるようになっています。

より早期の気づき、そしてより早期からの適正な介入を重視する概念であるフレイルが、一般の国民に浸透しつつあるのは非常にうれしいことです。しかし、もっと多くの人たちに普及しなければなりません。健康寿命の延伸はわが国の国家的課題であるどころか、人類全体の願いです。すべての人たちにフレイルという言葉と概念をより深く浸透させ、フレイル予防の気運が高まるような運動論（ムーブメント）に発展させなければなりません。

## 先駆的な自治体での取り組みを振り返る

本書には、フレイル予防に対する私たちの想いや、地域の人たちとともに歩んだ紆余曲折の過程が詰まっています。登場している人たちはみな、フレイル予防の概念に賛同し、その予防活動の力を信じ、先駆的な取り組みに労をいとわず、熱い想いをもつ挑戦

者ばかりです。その積極的なコミットメントがなければ、この住民主体のフレイル予防活動がここまで地域に根づき、広域に拡がることはなかったでしょう。社会を動かし、継続性のある活動が各地域に根づくのは、そこに想いをもった人が存在しているからこそであるとしみじみ感じています。

本書に登場したさまざまな自治体を振り返ってみましょう。

## ●千葉県柏市

フレイルチェック発祥の地である千葉県柏市では、3年間のフレイルチェック参加者が2,000名を超えました。フレイルサポーターは100名を超え、勉強会や交流会を定期的に行う「フレイルサポーター連絡会」も組織されています。行政、職能団体、住民団体がフレイル予防の旗のもとに集う「柏フレイル予防プロジェクト2025」という最上位の協議体が立ち上がり、フレイルチェックと既存のさまざまな地域予防活動（介護予防事業やインフォーマルな活動など）との連携や健康長寿のまちづくりが推し進められています。

全国的に見ても、ここまでフレイル予防を前面に出している自治体は珍しく、まさにパイオニアです。柏市のホームページやツイッターでも活動が頻繁に紹介されています。ぜひご覧ください。

## ●神奈川県茅ヶ崎市

神奈川県茅ヶ崎市は、柏市に続いてフレイルチェックを導入した自治体です。当初は神奈川県のモデル事業という位置づけでしたが、現在は茅ヶ崎市独自の事業として発展し継続しています。

企画課主体で始まったという背景もあり、積極的に広報が行われています。その効果か、茅ヶ崎市で実施されるフレイルチェックにはいつも大勢の参加者が集まります。なかには4回、5回と継続的に参加する高齢者も見られます。フレイルサポーターもみなさん大変熱心で、参加者へのアドバイスにさまざまなアイデアを盛り込んだり、フレイル予防のノウハウを地域住民に啓発したりするなど、大活躍しています。

## ●東京都西東京市

東京都西東京市は、東京都内で初めてフレイルチェックを導入した自治体です。市長を含む行政関係者、フレイルトレーナー、フレイルサポーターが一丸となり、リピート率（＝フレイルチェックの場に市民がいかに継続参加しているのか）にこだわった魅力的な活動を展開しています。

フレイルチェックの1か月後に実施する西東京市独自のミニ講座は、フレイルチェックの結果を改めて振り返り、次回に向けた目標設定を促す貴重な機会になっています。すなわち、フレイルチェックで気づきを得た市民に対して、有言実行できるよう促す工夫です。

全国的に見ても、フレイルチェック後に参加市民が集まる場を意図的に設け、積極的な介入を戦略的に行っている自治体は、まだそれほど多くありません。フレイルチェック後の介入という点で、西東京市は先駆的なモデルになっています。実際に、かなり高いリピート率をはじき出しています。

## ●東京都杉並区

東京都杉並区では、保健所が主体になりフレイルチェックが導入されました。保健関係者は、特定の問題に対する専門的アプローチが得意です。事実、当初の関心はオーラルフレイルに限られていたようです。

私たちとの話し合いを進めるなかで、区民の健康長寿を実現するためには、特定の問題に固執するよりも、より包括的な三位一体のフレイル対策が有効であると気づき、大きくシフトチェンジをしました。これは、専門職集団である保健所にとっては、実は非常に難しいことです。

現在では、杉並区内の病院と連携し、既存のアクティビティーの高い区民活動にしっかり誘導するなど、保健所の強みを生かしながらフレイルチェックを展開しています。

## ●和歌山県紀の川市

和歌山県紀の川市では、地域住民の提案がきっかけとなってフレイルチェックが始まりました。提案者を中心とするフレイルサポーターのみなさんは大変積極的で、説明用の紙芝居を自作したり連絡会を立ち上げたりと、力強い活動を展開しています。

「フレイルチェックは、住民による住民のための活動」です。とはいえ、初めから住民主体で進めることは簡単ではありません。紀の川市で住民主体の活動がうまく展開している背景には、住民の熱い想いや行動力はもちろんのこと、行政やフレイルトレーナーによる自立性を促す姿勢が大きかったように思います。

東京から距離があるため私たち東大フレイル予防研究チームは頻回なサポートこそしていませんが、紀の川市の活動を見ると、必要な資源はすべて地域にあることを再確認できます。

## ●福岡県飯塚市

　福岡県飯塚市は、九州で初めてフレイルチェックが導入された自治体です。行政と飯塚病院がタッグを組み、戦略的に活動を進めています。

　市内の活動はもちろん九州のパイオニアとしても、周辺自治体での事業導入の強力なサポート役になっています。すでに嘉麻市や上毛町で、飯塚市のフレイルトレーナーが指導役となり、フレイルチェック事業が立ち上がりました。飯塚市による他自治体への協力とその反応からは、フレイル予防の地域を超えた重要性が浮かび上がっているような気がしています。

## ●ますます広がる実施自治体

　その他、本書では詳しく紹介できませんでしたが、神奈川県（厚木市、座間市、逗子市、藤沢市、三浦市、湯河原町）、東京都（江戸川区、国立市）、和歌山県（かつらぎ町）、福井県（坂井市、あわら市）においても、フレイルチェック事業が導入され、それぞれの自治体の特色を生かした独自の活動が展開されています。

　今後、山梨県、石川県、兵庫県、新潟県、鳥取県、静岡県、高知県等でもフレイルチェック事業が導入されることが予定されています。住民主体というスタイルにこだわったフレイル予防が多くの地域で受け入れられ、しっかりと根づいていることに、大きな手応えを感じています。


最後に――

　本書の執筆にあたりお世話になった方々に、改めて心からの感謝を伝えたいと思います。

　柏市の吉田みどりさん、茅ヶ崎市の古賀正明さん、西東京市の徳丸剛さん、杉並区の向山晴子さんと椎名惠子さん、紀の川市の田村隆明さんと原井祐弥さん、飯塚市の小栗和美さんと小西由孝さんには、取材に応じてくださり、さらに素晴らしい原稿を書いてくださいました。

　フレイルチェック事業の行政担当者は、それぞれの自治体に概念や活動を根づかせるため、上司や他部署、関係者への説明と調整に日々奮闘してくださっています。従来の介護予防の世界に、フレイルという新しい概念を用いながら「新しい風を吹かせる」ことがいかに大変であるか、最前線で汗をかく担当者の苦労を何度も聞いています。

　私たちの想いに共鳴し、フレイル予防の草の根活動をともに進めてくださっている行政担当者のみなさまに、改めて感謝いたします。どうかこれからも、苦労や喜びをとも

に分かち合いながら、大きな目標に向かっていっしょに歩いて行きましょう。

インタビューにお応えいただいたフレイルチェック参加者の渡辺好章さん、松本三千子さん、フレイルサポーターの石井龍兒さん、畠中美文さん、井口和彦さん、川合弘子さん、小林範明さん、石井徹さん、フレイルトレーナーの窪田幸生さん、谷口和也さんにも感謝申し上げます。生きた声は何よりの教材です。みなさんの生きいきとした言葉が本書を彩り、魅力的なものにしてくださいました。お忙しいなかご対応くださり、ありがとうございました。

私の研究室（東京大学・高齢社会総合研究機構・フレイル予防研究チーム）の研究員2名、高橋競君と田中友規君には、原稿の校正や第4章の実践ガイドの執筆に多大な貢献をいただきました。秘書の福田綾子さんには、執筆のためのスケジュール管理をしていただきました。

そして、クリエイツかもがわの田島英二さんには、遅々とした執筆に根気強くおつきあいいただきました。

以上、支えてくださったすべてのみなさんに改めて感謝いたします。

最後に、本書がこれからフレイル予防を推し進めていこうとする人たちに、そして新たにフレイル予防事業の導入を検討する自治体に活用され、人と地域が変わり、一人でも多くの人の健康寿命の延伸に役立てられるとすれば、これ以上の喜びはありません。

私は、フレイル予防の力を信じています。幸せな超高齢社会を実現するため、これからもフレイル予防の歩みを進めてまいります。

皆さんも、ごいっしょに！


2018年5月　東京大学・本郷の研究室にて


東京大学高齢社会総合研究機構教授　飯島勝矢

## フレイルチェック（簡易チェック）

～すばやく、てがるに、かんたんに、あなたの元気度を調べてみましょう～

### 指輪っかテスト

指輪っかでふくらはぎを囲んだ時にどうなりますか。
当てはまる ◯ に同じ色のシールを貼って下さい。

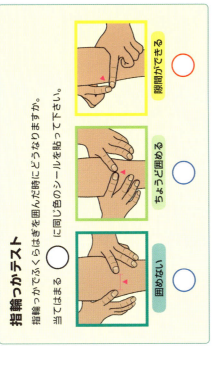

- 囲めない
- ちょうど囲める
- 隙間ができる

## イレブン・チェック

各質問に対して、当てはまる答えに同じ色のシールを貼ってください。濃い色の項目は、「はい」、「いいえ」が逆になっています。お気をつけください。

※同じ色のシールを右の枠にも貼って提出してください▶

| | | はい / いいえ |
|---|---|---|
| 栄養 | 1. ほぼ同じ年齢の同性と比較して健康に気をつけた食事を心がけていますか | はい / いいえ |
| | 2. 野菜料理と主菜（お肉または魚）を両方とも毎日2回以上は食べていますか | はい / いいえ |
| 口腔 | 3. 「さきいか」、「たくあん」くらいの固さの食品を普通に噛みきれますか | はい / いいえ |
| | 4. お茶や汁物でむせることがありますか | いいえ / はい |
| 運動 | 5. 1回30分以上の汗をかく運動を週2日以上、1年以上実施していますか | はい / いいえ |
| | 6. 日常生活において歩行または同等の身体活動を1日1時間以上実施していますか | はい / いいえ |
| | 7. ほぼ同じ年齢の同性と比較して歩く速度が速いと思いますか | はい / いいえ |
| 社会性・こころ | 8. 昨年と比べて外出の回数が減っていますか | いいえ / はい |
| | 9. 1日に1回以上は、誰かと一緒に食事をしますか | はい / いいえ |
| | 10. 自分が活気に溢れていると思いますか | はい / いいえ |
| 11. 何よりもまず、物忘れが気になりますか | いいえ / はい |

右のアンケートに答えてみてください。

皆様がどれほどお元気かがわかります。また、健康を維持していくうえで重要な食事・お口や運動、社会性・こころの元気さも調べてみましょう。意外と十分ではない部分が見つかるかもしれません。

回答したら裏面を読んで参考にしてみてくださいね！

東京大学 高齢社会総合研究機構 飯島勝矢 監修

裏面 ※無断転載厳禁

---

ID □□□□□□

指輪っかテスト
- 囲めない ◯
- ちょうど囲める ◯
- 隙間ができる ◯

イレブン・チェック
はい / いいえ（11項目分）

※表面の質問に答えてからお読みください

## 指輪っかテスト

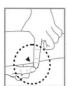

隙間ができる

**問** 指輪っかでふくらはぎを囲んだ時にどうなりますか

**解説** 隙間ができる場合、筋肉量が少なくなっている状態（サルコペニア）の可能性があります。囲めない、またはちょうど囲める場合、筋肉量が十分である可能性が高いです。筋肉量の維持は、自立した生活を続けていくのにとても重要です。ご自身の今の健康状態・生活習慣を見直してみましょう。

## イレブン・チェック

### 栄養

**問1** ほぼ同じ年齢の同性と比較して健康に気を付けた食事を心がけていますか

**解説** 「いいえ」の場合、食事のバランスを意識していきます。色々な種類の食べ物を、バランスよく食べることを少し意識してみましょう。

**問2** 野菜料理と主菜（お肉またはお魚）を両方とも毎日2回以上食べていますか

**解説** お肉やお魚に含まれるタンパク質は、筋肉量を維持するのに重要です。また、お野菜はそれを助けるなど健康に良い効果をもたらします。意識して毎日積極的に摂るようにしましょう。ただし、腎臓が悪いと指摘を受けたことがある方は、かかりつけの医師にご相談下さい。

### 口腔

**問3** 「さきいか」、「たくあん」くらいの固さの食べ物を普通に噛みきれますか？

**解説** 「いいえ」の場合、噛む力やお口の筋肉が弱まっている可能性があります。

**問4** お茶や汁物でむせることがありますか？

**解説** 「はい」の場合、飲み込む力が低下している可能性があります。いわゆる誤嚥（ごえん）につながり易いです。

### 運動

**問5** 1回30分以上の汗をかく運動を週2日以上、1年以上実施していますか？

**解説** この回数や頻度が推奨されている運動量です。「いいえ」の場合、もう少し運動を心がけたほうがよいかもしれません。是非とも目標にして、継続は力なりで頑張りましょう。

**問6** 日常生活において歩行又は同等の身体活動を1日1時間以上実施していますか？

**解説** 「いいえ」の場合、少しでも活動量を増やすことが重要です。日常的に歩いたり動くことを、もう少し意識してみましょう。

**問7** ほぼ同じ年齢の同性と比較して歩く速度が速いと思いますか？

**解説** 歩く速さは、気づかない内に遅くなっていきます。歩く速さは健康のバロメーターの一つです。足腰の力を見直してみましょう。

### 社会性・こころ

**問8** 昨年と比べて外出の回数が減っていますか？

**解説** 外出の回数は社会参加の程度を表します。「はい」の場合、自分に合った社会参加の形をみつけてもう少し外にでてみましょう。

**問9** 1日に1回以上は、誰かと一緒に食事をしますか？

**解説** 誰かと一緒に食事しながらお喋りすることは幸福感につながります。「いいえ」の場合、意識して増やしてみましょう！

**問10** 自分が活気に溢れていると思いますか？

**解説** 「いいえ」の場合、もしかしたらもう少しこころが疲れているかもしれません。

**問11** 何よりもまず、物忘れが気になりますか？

**解説** 「はい」の場合、もしかしたらもう少しこころが疲れているかもしれません。

フレイルチェック（簡易チェック）

〔編著者プロフィール〕

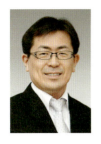

飯島勝矢（いいじま・かつや）

東京慈恵会医科大学卒業、千葉大学医学部附属病院循環器内科入局、亀田総合病院、君津中央病院、東部地域病院循環器科、東京大学医学系研究科加齢医学講座（老年医学）医局員、同所属の助教、講師、米国スタンフォード大学医学部研究員を経て、現在、東京大学高齢社会総合研究機構教授。医師、医学博士。

内閣府「一億総活躍国民会議」有識者民間議員にも就任。専門は老年医学、老年学（ジェロントロジー：総合老年学）、特に①フレイル予防の高齢者大規模コホート研究および包括的フレイル予防プログラム構築。なかでも新概念「オーラルフレイル」を構築し、口腔機能の些細な低下を国民に啓発する運動論とエビデンス構築、②千葉県柏市をフィールドとする課題解決型実証研究（アクションリサーチ）を基盤とした長寿社会に向けたまちづくり・地域包括ケアシステム構築、③在宅医療に関する推進活動と臨床研究、およびその大学卒前教育や多職種連携教育。

著書『東大が調べてわかった衰えない人の生活習慣』（KADOKAWA、2018年）。共著『オーラルフレイルQ&A──口からはじまる健康長寿（患者さんへの"ベストアンサー"シリーズ10）』（医学情報社、2017年）、共編著『老いることの意味を問い直す──フレイルに立ち向かう』（クリエイツかもがわ、2016年）。

---

### 健康長寿　鍵は"フレイル（虚弱）"予防
#### 自分にとっての３つのツボ

2018年7月31日　初版発行

編　著 ● 飯島勝矢　Katsuya Iijima

発行者 ● 田島英二　info@creates-k.co.jp
発行所 ● 株式会社 クリエイツかもがわ
　　　　〒601-8382 京都市南区吉祥院石原上川原町21
　　　　電話 075(661)5741　FAX 075(693)6605
　　　　http://www.creates-k.co.jp　info@creates-k.co.jp
　　　　郵便振替　00990-7-150584

装丁イラスト ● ホンマヨウヘイ
装丁・デザイン ● 菅田　亮
印刷所 ● モリモト印刷株式会社
ISBN978-4-86342-239-1 C0036　printed in japan

本書の内容の一部あるいは全部を無断で複写（コピー）・複製することは、特定の場合を除き、著作者・出版社の権利の侵害になります。

## 認知症関連　好評既刊本

本体価格表示

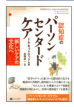

### 認知症のパーソンセンタードケア　新しいケアの文化へ
トム・キットウッド／著　高橋誠一／訳

●「パーソンセンタードケア」の提唱者 トム・キッドウッドのバイブル復刊！　認知症の見方を徹底的に再検討し、「その人らしさ」を尊重するケア実践を理論的に明らかにし、世界の認知症ケアを変革！　実践的であると同時に、認知症の人を全人的に見ることに基づき、質が高く可能な援助方法を示し、ケアの新しいビジョンを提示。　2600円

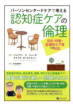

### パーソンセンタードケアで考える　認知症ケアの倫理
告知・財産・医療的ケア等への対応
ジュリアン・C・ヒューズ／クライヴ・ボールドウィン／編著　寺田真理子／訳

認知症の告知・服薬の拒否・人工栄養と生活の質・徘徊などの不適切な行動…コントロールの難しい問題を豊富な事例から考える。日常のケアには、倫理的判断が必ず伴う。ケアを見直すことで生活の質が改善され、認知症のある人により良い対応ができる。　1800円

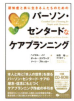

### 認知症と共に生きる人たちのための
### パーソン・センタードなケアプランニング
ヘイゼル・メイ、ポール・エドワーズ、ドーン・ブルッカー／著　水野裕／監訳　中川経子／訳

認知症の人、一人ひとりの独自性に適した、質の高いパーソン・センタードなケアを提供するために、支援スタッフの支えとなるトレーニング・プログラムとケアプラン作成法！
［付録CD］生活歴のシートなど、すぐに役立つ、使える「ケアプラン書式」　2600円

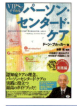

### VIPSですすめる　パーソン・センタード・ケア
あなたの現場に生かす実践編
ドーン・ブルッカー／著　水野裕／監訳　村田康子、鈴木みずえ、中村裕子、内田達二／訳

**3刷**

「パーソン・センタード・ケア」の提唱者、故トム・キットウッドに師事し、彼亡き後、その実践を国際的にリードし続けた著者が、パーソン・センタード・ケアの4要素（VIPS）を掲げ、実践的な内容をわかりやすく解説。　2200円

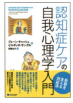

### 認知症ケアの自我心理学入門　自我を支える対応法
ジェーン・キャッシュ　ビルギッタ・サンデル／著　訓覇法子／訳

認知症の人の理解と支援のあり方を、単なる技法ではなく、「自我心理学」の理論に裏づけられた支援の実践的な手引き書、援助方法を高めていく理論の入門書。認知症の本人と家族、そして介護職員のための最良のテキスト！
〔付録〕認知症ケアのスーパービジョン　2000円

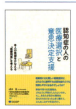

### 認知症の人の医療選択と意思決定支援
本人の希望をかなえる「医療同意」を考える
成本迅・「認知症高齢者の医療選択をサポートするシステムの開発」プロジェクト／編

●ますます増える治療の選択にどう対応するか
医療者にさえ難しい医療選択。家族や周りの支援者は、どのように手助けしたらよいのか。もし、あなたが自分の意向を伝えられなくなったときに備えて、どんなことができるだろう。　2200円

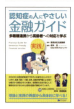

### 実践！　認知症の人にやさしい金融ガイド　多職種連携から高齢者への対応を学ぶ
意思決定支援機構／監修　成本迅・COLTEMプロジェクト／編著

●認知症高齢者の顧客対応を行う金融機関必携！　認知症の見方を徹底的に再検討し、「その多くの金融機関が加盟する「21世紀金融行動原則」から、金融窓口での高齢者対応の困りごと事例の提供を受け、日々高齢者と向き合っている、医療、福祉・介護、法律の専門職が協働で検討を重ねたガイド書。　1600円

http://www.creates-k.co.jp/

■認知症関連　好評既刊本　　　　　　　　　　　　　　　　　　　　　　　　　　　　　本体価格表示

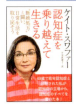
### 認知症を乗り越えて生きる　"断絶処方"と闘い日常生活を取り戻そう
ケイト・スワファー／著　寺田真理子／訳

●49歳で若年認知症と診断された私が、認知症のすべてを書いた本！
医療者や社会からの"断絶処方"でなく、診療後すぐのリハビリと積極的な障害支援で今まで通りの日常生活を送れるように！　不治の病とあきらめることなく闘い続け、前向きに生きることが、認知症の進行を遅らせ、知的能力、機能を維持できる！　　　　　　　　　2200円

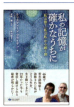
### 私の記憶が確かなうちに　「私は誰？」「私は私」から続く旅
クリスティーン・ブライデン／著　水野裕／監訳　中川経子／訳

●46歳で若年認知症と診断された私が、どう人生を、生き抜いてきたか
22年たった今も発信し続けられる秘密が明らかに！　世界のトップランナーとして、認知症医療やケアを変革してきたクリスティーン。認知症に闘いを挑むこと、認知症とともに元気で、明るく、幸せに生き抜くことを語り続ける…。　　　　　　　　　　　　　　　　　2000円

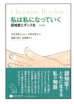
### 私は私になっていく　認知症とダンスを〈改訂新版〉
クリスティーン・ブライデン／著　馬籠久美子・桧垣陽子／訳
**3刷**

ロングセラー『私は誰になっていくの？』を書いてから、クリスティーンは自分がなくなることへの恐怖と取り組み、自己を発見しようとする旅をしてきた。認知や感情がはがされていっても、彼女は本当の自分になっていく。

2000円

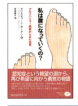
### 私は誰になっていくの？　アルツハイマー病者から見た世界
クリスティーン・ボーデン／著　桧垣陽子／訳
**22刷**

認知症という絶望の淵から再び希望に向かって歩み出す感動の物語！
世界でも数少ない認知症の人が書いた感情的、身体的、精神的な旅─認知症の人から見た世界が具体的かつ鮮明にわかる。

2000円

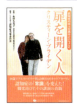
認知症の本人が語るということ
### 扉を開く人　クリスティーン・ブライデン
永田久美子／監修　NPO法人認知症当事者の会／編著

クリスティーンと認知症当事者を豊かに深く学べるガイドブック。認知症の常識を変え、多くの人に感銘を与えたクリスティーン。続く当事者発信と医療・ケアのチャレンジが始まった……。そして、彼女自身が語る今、そして未来へのメッセージ！　　　　　　　　　2000円

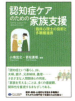
### 認知症ケアのための家族支援　臨床心理士の役割と多職種連携
小海宏之・若松直樹／編著

経済・環境・心理的な苦悩を多職種がそれぞれの専門性で支援の力点を語る。「認知症という暮らし」は、夫婦、親子、兄弟姉妹、義理……さまざまな人間関係との同居。「家族を支える」ことは、多くの価値観、関係性を重視するまなざしである。

1800円

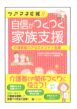
### ケアマネ応援!!　自信がつくつく家族支援
介護家族のアセスメントと支援
認知症の人と家族の会愛知県支部ケアラーマネジメント勉強会／著

介護者との関係づくりに役立つ！　独自に考えた介護者を理解して支援する方法を伝授。介護者の立場の違い「娘・息子・妻・夫・嫁」別の豊富な事例で、「家族の会」ならではのアセスメントと計画づくり、支援方法！　　　　　　　　　　　　　　　　　　　　　　　　　1200円

http://www.creates-k.co.jp/

● 認知症関連　好評既刊本　　　　　　　　　　　　　　　　　　　　　　　　　　　　　　　本体価格表示

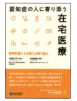

### 認知症の人に寄り添う在宅医療
精神科医による新たな取り組み

平原佐斗司／監修　内田直樹／編著

●認知症診療に、在宅医療という新たな選択肢を！
精神科医や認知症専門医が病院を飛び出すことで、認知症診療に与える新たな可能性とは。認知症在宅医療の最先端を紹介。

2200円

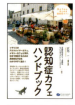

### 認知症カフェハンドブック

武地 一／編著・監訳　京都認知症カフェ連絡会・NPO法人オレンジコモンズ／協力

**6刷**

イギリスのアルツハイマーカフェ・メモリーカフェに学び、日本のカフェの経験に学ぶ。開設するための具体的な方法をわかりやすく紹介！ 認知症になったからと引きこもったり、一人悩んだりするのではなく、認知症のことを話し合ってみたい。そんな思いをかなえる場所、それが認知症カフェです。

1600円

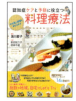

### 認知症ケアと予防に役立つ　料理療法

湯川夏子／編著　前田佐江子・明神千穂／共著

**2刷**

●やる気と自信を呼びさます！
高齢者にとって料理は長年慣れ親しんできた日常生活の一端です。それを通して楽しみとやる気を得、役割を担うことで精神面での向上につながります。心と身体に栄養を！　施設や地域、自宅でLet's Try！　高齢者施設で人気のメニュー＆レシピ14品を紹介。

2200円

---

### 食べることの意味を問い直す
物語としての摂食・嚥下

新田國夫・戸原 玄・矢澤正人／編著

**2刷**

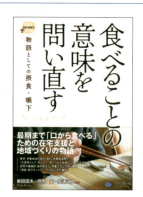

●食べる意味を通して、高齢社会のあり方を、
　地域の実践を通して考える──
医科・歯科・多職種連携で「生涯安心して、おいしく、食べられる地域づくり」「摂食・嚥下ネットワーク」のすぐれた事例紹介！ 医科・歯科の臨床・研究のリーダーが、医療の急速な進歩と「人が老いて生きることの意味」を「摂食・嚥下のあゆみとこれから」「嚥下の謎解き─臨床と学問の間」をテーマに縦横無尽に語る！

2200円

---

### 老いることの意味を問い直す
フレイルに立ち向かう

新田國夫／監修　飯島勝矢・戸原 玄・矢澤正人／編著

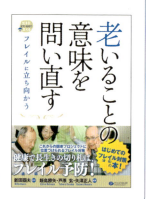

●フレイル（虚弱）対策は、これからの国家プロジェクトに
　位置づけられる……　はじめてのフレイル対策の本！
65歳以上の高齢者を対象にした大規模調査研究「柏スタディー」の成果から導き出された、これまでの介護予防事業ではなしえなかった画期的な「フレイル予防プログラム」＝市民サポーターがすすめる市民参加型「フレイルチェック」。「食・栄養」「運動」「社会参加」を三位一体ですすめる「フレイル予防を国民運動」にと呼びかける。

2200円

---

http://www.creates-k.co.jp/